MON CAHIER MINCEUR HEALTHY

— MARIE-LAURE ANDRÉ —

ILLUSTRATIONS
COUVERTURE : ISABELLE MAROGER
INTÉRIEUR : MADEMOISELLE ÈVE

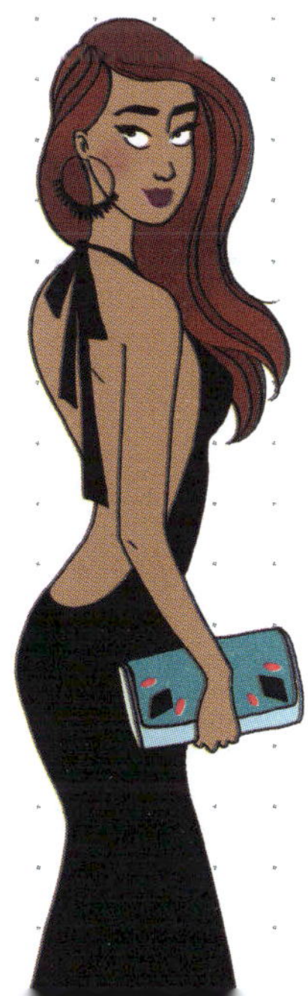

SOLAR
EDITIONS

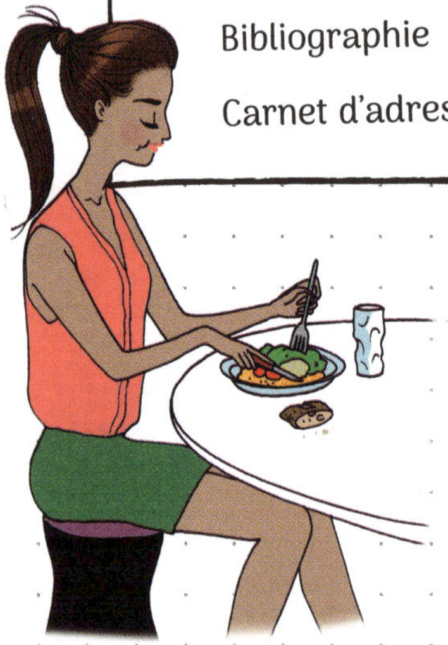

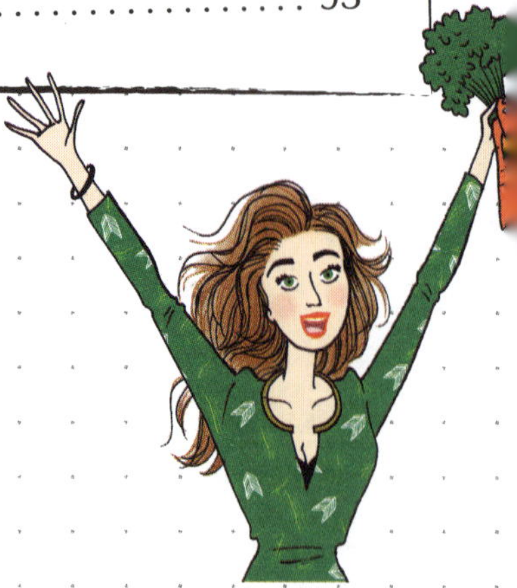

INTRODUCTION

Mincir sans se priver, c'est possible ?
Ces derniers temps, votre miroir vous renvoie une image qui ne vous plaît pas (est-ce bien vous ?) : quelques kilos se sont accumulés et vous vous sentez empâtée, boudinée dans votre jean fétiche, avec un petit bidon disgracieux qui dépasse… Il faut dire que les tentations sont partout : au bureau, à la boulangerie du coin, à la maison… Et puis, vous avez vos petites habitudes : une boisson réconfortante en rentrant du boulot (une douceur chocolatée parmi d'autres), des petits grignotages avant le dîner (oh, si peu !), votre pâtisserie préférée le dimanche (faut bien se faire plaisir, hein !).

Aujourd'hui, vous avez décidé de vous prendre en mains : retrouver une jolie silhouette, plus fine et tonique, est devenu votre priorité. Mais vous n'avez pas envie de faire n'importe quoi, et surtout pas de diète déprimante ni de régime draconien qui vous affame ou vous laisse complètement vidée d'énergie !

Heureusement, on peut aujourd'hui mincir sans (trop) se priver, sans faim ni frustration. Je ne vous parle pas de régime miracle ni de formule magique… mais de rééquilibrage alimentaire ! Les privations, c'est terminé, la tendance est à une façon de mincir qui respecte le corps et nous fait du bien. Une méthode healthy en somme !

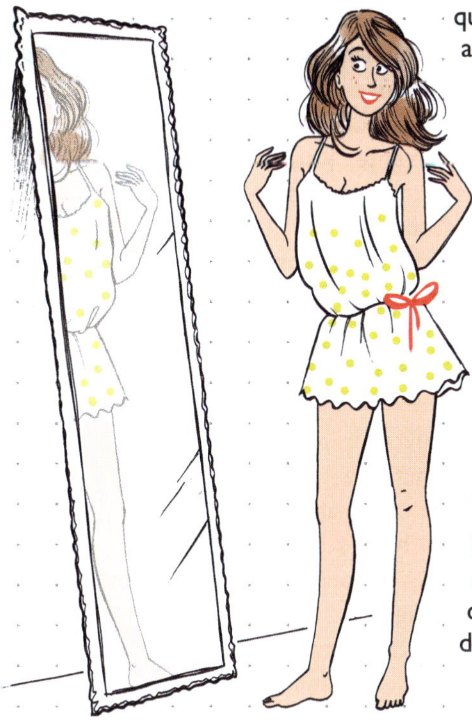

OUI, c'est possible ! Composer des repas bien structurés qui limitent les envies de grignoter, se faire plaisir sans abuser, adopter des stratégies pour mieux organiser ses menus : voilà les clés d'une perte de poids réussie et durable ! Pour vous aider à lâcher vos kilos les uns après les autres et retrouver une silhouette au top, nous vous proposons un programme sur-mesure : définissez votre programme minceur personnalisé en fonction de votre profil et suivez les menus équilibrés qui lui correspondent, pleins de recettes simplissimes, savoureuses et originales. Reprenez le contrôle de votre alimentation et de votre silhouette grâce aux nombreux conseils et astuces qui faciliteront votre quotidien, et apprenez à stabiliser votre poids durablement, pour que les petits bourrelets disgracieux ne soient plus qu'un mauvais et lointain souvenir.

La guerre aux kilos est déclarée et si vous avez ce cahier entre les mains, vous avez toutes les chances de la gagner ! Il ne vous reste plus qu'à étudier le plan de bataille et à passer à l'action… Sus aux kilos !

TEST :

QUEL EST MON PROGRAMME MINCEUR PERSONNALISÉ ?

Le régime des uns ne marche pas forcément pour les autres… parce que nous sommes toutes différentes ! Pour perdre du poids efficacement et durablement, votre programme minceur doit tenir compte de vos atouts et de vos faiblesses. Mais connaissez-vous vos petits défauts ? Pour le savoir, répondez aux questions qui suivent…

Le matin, au petit déjeuner, vous mangez plutôt…

○ Rien (vous n'avez pas le temps ou pas faim), mais vous succombez aux barres chocolatées à 11 heures.

□ Un pain au lait ou des biscuits « petit déjeuner », vite avalés sur le chemin du travail.

△ Du bon pain ou de la brioche, avec du beurre ou de la pâte chocolatée… Le petit déjeuner, c'est sacré !

Vous comblez vos petits creux avec…

○ Des « petits riens » vite engloutis : une tranche de pain, un petit biscuit…

□ Un fruit, mais vous avez parfois envie de manger autre chose après…

△ Un bon morceau de pain frais avec du fromage ou deux carrés de chocolat.

Ce que vous cuisinez le mieux :

○ Des spaghettis à la bolognaise (simple, efficace et pas cher…).

□ Un poulet rôti avec des frites au four (rapide et intemporel).

△ Une quiche lorraine bien garnie (gourmande et rassasiante).

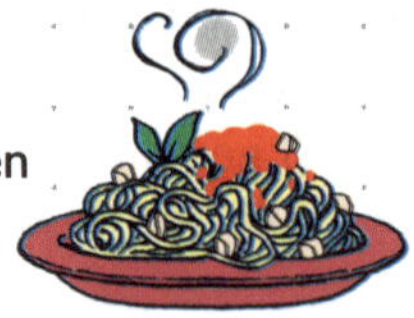

Vous faites vos courses…

○ À la supérette du coin qui propose (presque) tout ce qu'il faut.

□ Au drive, vous n'avez pas de temps à perdre.

△ En grande surface mais aussi parfois dans les épiceries fines.

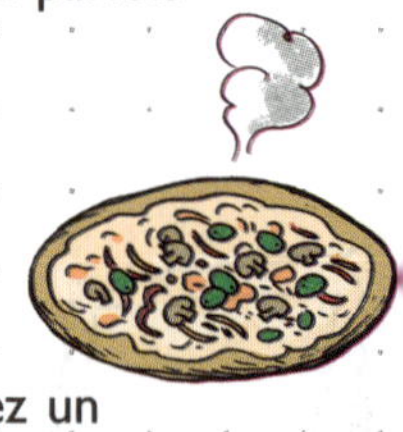

Vous allez au cinéma à l'heure du dîner…

○ Vous remplissez un sachet de bonbons ou vous achetez un gobelet de pop-corn, version XXL.

□ Vous patientez jusqu'à la fin du film mais vous craquez ensuite pour une pizza ou un kebab.

△ Vous achetez un cornet de glace ou un beignet pour le manger pendant le film.

Il est 20 heures, vous avez une grosse fringale et le repas n'est pas prêt…

○ Vous ouvrez le placard et le frigo et engloutissez ce qui s'y trouve dans un ordre aléatoire.

□ Vous réchauffez un reste de pâtes et les noyez sous une épaisse couche de fromage.

△ Vous sortez la boîte de confit de canard réservée aux grandes occasions.

Le grignotage, c'est…

○ Votre talon d'Achille : vous ne savez pas faire autrement !

□ Assez fréquent, mais surtout lié à vos humeurs.

△ Un problème qui ne vous concerne pas (ou très peu).

Le sport, c'est pour vous…

○ Un vague souvenir de collège.

□ Votre quotidien, entre le boulot, les déplacements, le shopping, le ménage…

△ Vous regardez les autres en faire avec un mélange de curiosité et d'incompréhension.

FAITES LES COMPTES !

○	□	△

Vous avez une majorité de ○ : *Vous êtes une grignoteuse invétérée !*

Vous mangez n'importe quand. Le grignotage, ça vous connaît ! En cuisinant, devant la télévision ou l'écran de l'ordinateur… Vous avez toujours fonctionné comme ça, mais aujourd'hui, votre silhouette en pâtit ! L'équilibre alimentaire n'est pour vous qu'un vague concept abordé quand vous étiez au collège et vous ne savez pas vraiment comment organiser vos repas au quotidien. Rendez-vous au chapitre 2 pour apprendre à mieux structurer vos repas et éliminer définitivement vos kilos en trop !

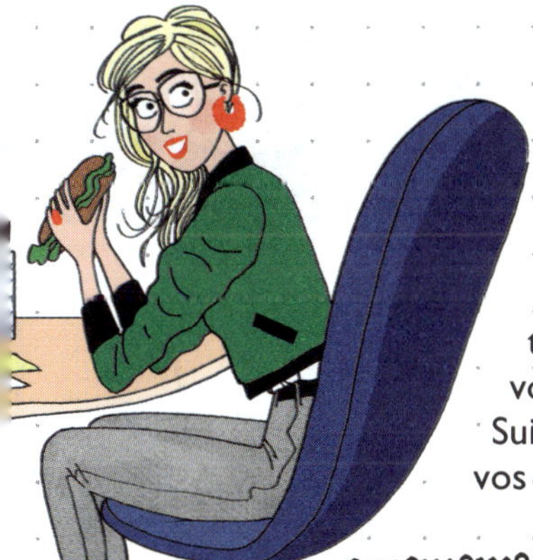

Vous avez une majorité de □ : *Seriez-vous une fille débordée ?*

Vous mangez n'importe quoi ! Au pire, la préparation des repas est pour vous une corvée, au mieux une perte de temps ! C'est que vous avez autre chose à faire que de passer deux heures derrière les fourneaux ! Résultat : les repas sont trop souvent bâclés, mal équilibrés et vous n'atteignez jamais votre poids de forme idéal…

Suivez les menus du chapitre 3 pour apprendre à mieux organiser vos repas et gommer cette satanée cellulite qui vous gâche la vie !

Votre score est mitigé ?

Votre profil est tout simplement un mix des trois descriptions proposées : débordée, gourmande et parfois aussi grignoteuse… Réfléchissez bien : que souhaitez-vous améliorer ou réduire en priorité : votre problème d'organisation ? Vos grignotages répétés ? Votre gourmandise exacerbée ? Suivez donc le programme correspondant !

Vous avez une majorité de △ : *Vous êtes une gourmande née !*

Vous mangez trop, vous le savez ! Le salé, le sucré (surtout le sucré, non ?)… Peut-être même les deux ! Les repas sont pour vous synonyme de plaisir et vous avez (trop) souvent les yeux plus gros que le ventre. Les kilos en trop sont bien là, témoins de votre gourmandise surdéveloppée, et vous aimeriez vous en débarrasser…

Rendez-vous au chapitre 4 et apprenez à équilibrer vos repas et à compenser vos écarts (un peu) trop gourmands !

Chapitre 1

Les secrets d'un rééquilibrage alimentaire réussi

Pour perdre du poids durablement, sans frustration ni fringale, oubliez les régimes ! Si votre corps se sent privé, il actionne la fonction « économie d'énergie »... Mais dès que vous arrêtez, c'est la reprise de poids assurée ! Le rééquilibrage alimentaire permet au contraire de remettre les pendules à l'heure en respectant les besoins de votre organisme.

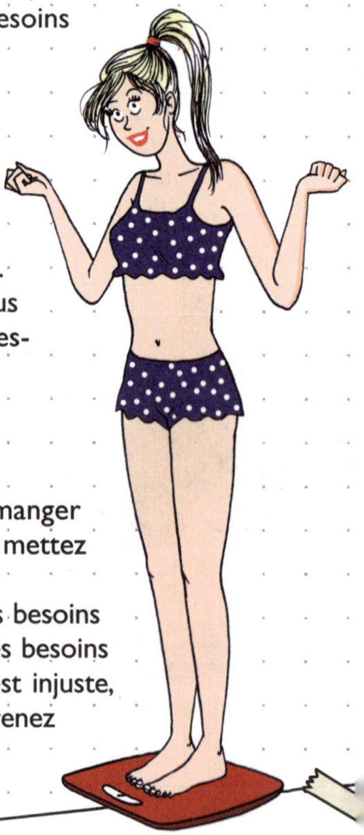

Pourquoi je grossis ?

Quand on prend du poids, on pense souvent qu'on mange trop. En réalité, ce n'est pas aussi simple : les aliments ne sont pas tous équivalents d'un point de vue énergétique, même quand ils se ressemblent ! Par exemple :
1 yaourt nature au lait demi-écrémé sans sucre = 50 kcal
1 yaourt à la grecque aux fruits = 195 kcal

On peut donc manger beaucoup et avoir un poids stable, ou manger modérément et prendre du poids... Tout dépend de ce que vous mettez dans votre assiette !
La prise de poids est une question de métabolisme : certains ont des besoins énergétiques élevés et brûlent beaucoup de calories, d'autres ont des besoins plus faibles. Vous faites partie de la seconde catégorie ? Eh oui : c'est injuste, mais vous ne pouvez pas modifier cette caractéristique génétique, prenez donc en compte cet élément essentiel !
Rassurez-vous : la prise de poids n'est pas qu'une (simple) question de calories et de balance énergétique (ouf !). L'important, c'est l'équilibre entre les différents nutriments que vous ingérez (protéines, graisses et sucres) et c'est ce que vous allez bientôt maîtriser grâce à ce cahier !

À retenir :
La prise de poids n'est pas toujours un problème « d'entrées » (apports caloriques). Les « sorties » (dépenses énergétiques) sont également importantes... À quand date votre dernier running ?

Respecter son appétit permet bien souvent de conserver un poids stable : notre cerveau, telle une caisse enregistreuse, comptabilise les calories ingérées, et nous envoie un signal : la satiété, pour nous indiquer que nous avons assez mangé. Malheureusement, ce signal est trop peu souvent respecté !

À retenir
Une alimentation « normo-calorique » mais trop riche en sucres ou pas assez riche en fibres peut entraîner une prise de poids sur le long terme.

La jungle des régimes et ses dangers

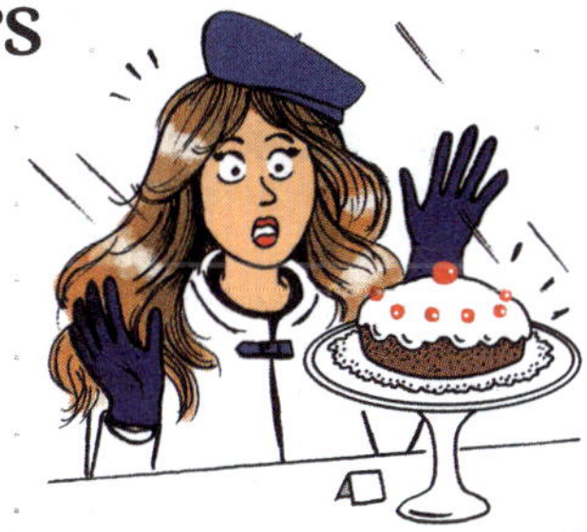

Gare aux régimes trop restrictifs !

Protéiné, cétogène, dissocié… au rayon des régimes, les formules se multiplient et vous promettent un corps de rêve en quelques semaines seulement. Restrictifs, ces programmes vous font perdre effectivement vos kilos rapidement, mais ensuite, que se passe-t-il ? Vous reprenez du poids (avec un petit « malus » en prime !), vous essayez une autre recette (ça n'a pas marché avec celui-ci, ça marchera peut-être avec un autre…) et vous entrez dans le cercle infernal du yoyo ! Et puis, perdre du poids rapidement n'est jamais bon pour l'organisme : au menu, fatigue, plus faible résistance aux infections, muscles qui fondent… Vous ne voulez pas vous retrouver sans énergie, avec une silhouette toute ramollie !

Les régimes restrictifs entraînent une perte de poids rapide qui se fait souvent au détriment des muscles… pas des réserves de graisses !

Par ailleurs, être dans la restriction en permanence ouvre la porte aux dérives alimentaires : grignotages, voire compulsions alimentaires ou véritables crises de boulimie, suivies de désastreux sentiments de culpabilité… Que devient le plaisir de manger ?

Les frustrations répétées génèrent des compulsions alimentaires. N'occultez jamais la notion de plaisir dans votre alimentation !

Stop au yoyo !

Les restrictions alimentaires répétées et les variations de poids créent des perturbations dans l'organisme : à force de privations, celui-ci met en place une résistance en réduisant son métabolisme de base, c'est-à-dire qu'il diminue ses besoins énergétiques pour son fonctionnement minimal. Au final, vos besoins énergétiques deviennent de plus en plus faibles et vous reprenez du poids, même en mangeant « normalement ».

Plus vous serez dans la restriction, plus vos besoins énergétiques seront faibles et plus vous aurez du mal à perdre du poids.

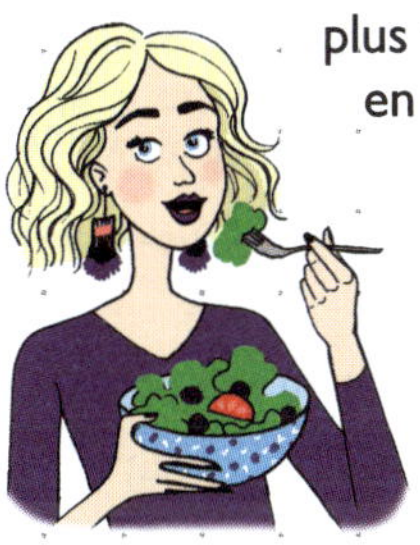

Oui à l'équilibre !

Pour perdre du poids durablement, rien ne vaut un bon équilibre alimentaire, sain et naturel, qui laisse de la place au plaisir ! Un programme que vous pouvez suivre sans avoir l'impression d'être au régime (d'ailleurs, vous ne le serez pas et vous allez bannir ce mot de votre vocabulaire !).

L'équilibre alimentaire, c'est quoi ?

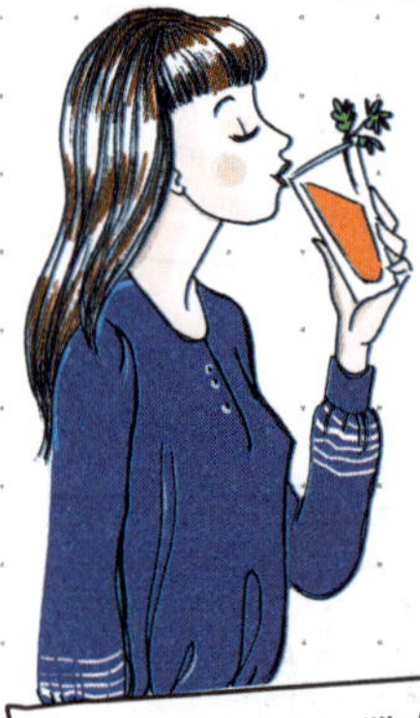

On vous rebat les oreilles avec la sentence : « mangez équilibré », mais c'est quoi au juste, l'équilibre ?

Un peu de bon sens

L'équilibre, c'est une histoire de quantité…

Manger ce qu'il faut, juste ce qu'il faut… et seulement ce qu'il faut : voici la garantie d'un poids stable sur le long terme !

Une alimentation équilibrée est aussi une alimentation variée et structurée. Petit déjeuner, déjeuner, dîner : une formule gagnante !

… et de qualité

L'équilibre alimentaire, c'est un apport optimal entre les différents nutriments (protéines, lipides, glucides…), qui répond parfaitement à nos besoins quotidiens.

Un savant mélange de bonnes choses…

Pour rester en bonne santé, nous avons besoin de protéines, de lipides (graisses) et de glucides (sucres), mais aussi d'eau, de vitamines, de minéraux, d'oligoéléments et de composés antioxydants. Envisager les aliments uniquement en fonction de leur apport calorique n'est pas suffisant !

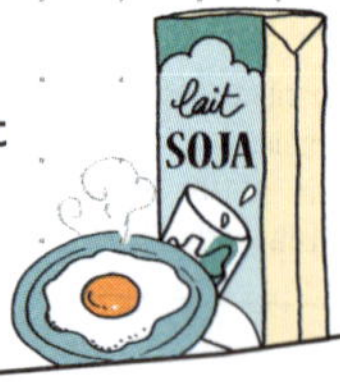

→ **Les protéines** (viandes, poissons, œufs, produits laitiers, soja et autres légumineuses…) permettent à nos cellules de se renouveler, à nos muscles de s'entretenir, à notre corps de se défendre contre les microbes… Autrement dit, elles sont indispensables, surtout quand on cherche à perdre du poids : si vous n'avez pas votre quota de protéines chaque jour, vos muscles risquent de fondre ! À bonne entendeuse !

Je note mes besoins en protéines : .... g par jour

Les besoins en protéines sont de l'ordre de 1 g par kilo par jour, soit environ 60 g pour un adulte pesant 60 kg.

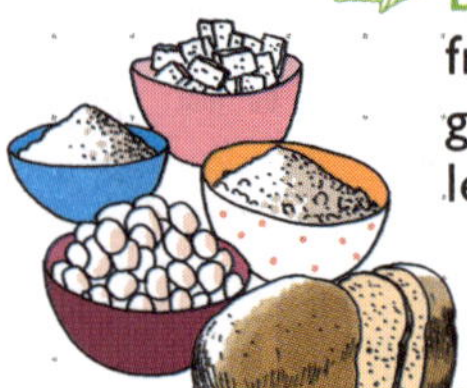

→ **Les sucres ou glucides** (produits sucrés, fruits, céréales, pain…) apportent de l'énergie indispensable à l'organisme : le glucose est le seul carburant que le cerveau sait utiliser ! Mais il y a « sucre » et « sucre » : certains sont trop vite utilisés et entraînent des coups de fatigue et des fringales (sucres raffinés) tandis que d'autres sont beaucoup plus rassasiants et riches en nutriments essentiels (céréales complètes, légumes secs…). Faites les bons choix (voir p. 12) !

Attention à l'alcool, très riche en calories (1 g d'alcool = 7 kcal) : 1 verre de vin blanc (10 cl) ou de bière (20 cl) apporte à lui seul 100 kcal !

Les lipides, présents dans les corps gras (beurre, huiles, crèmes) et dans certains aliments sous forme « cachée » (fromages, charcuteries, biscuits…), apportent également de l'énergie (beaucoup d'énergie !), mais aussi des vitamines et des acides gras que le corps ne sait pas fabriquer et qui lui sont indispensables. Ne les supprimez pas… mais apprenez à maîtriser votre consommation de graisses, et surtout à privilégier les bonnes graisses (voir p. 16) !

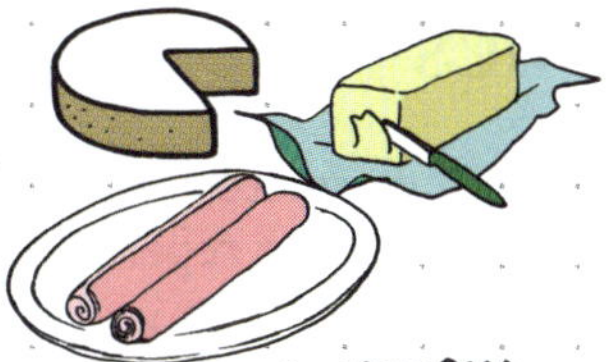

1 g de protéines = 4 kcal
1 g de lipides = 9 kcal
1 g de glucides = 4 kcal

Les fibres (on a tendance à les oublier !), présentes essentiellement dans les fruits, les légumes et les céréales complètes, jouent un rôle essentiel dans le processus de digestion et dans la sensation de satiété. Grâce à elles, bye bye, les fringales à l'heure du goûter !

Un apport quotidien de 25 g de fibres est recommandé, ce qui est couvert grâce à une alimentation équilibrée, riche en végétaux et en céréales complètes.

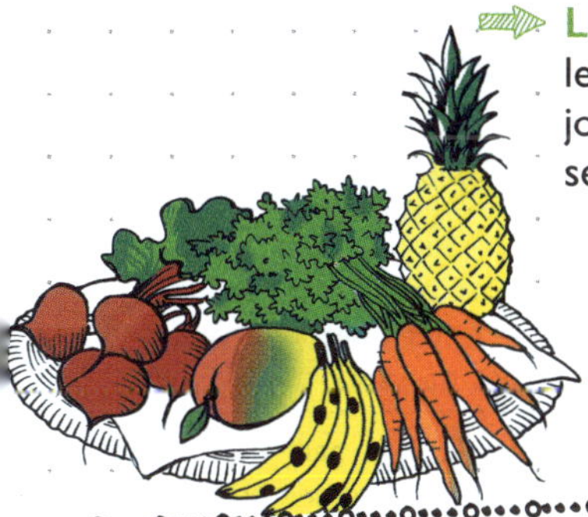

Les fibres permettent aussi de piéger une partie des graisses du repas (elles ne sont alors pas absorbées) et de réduire l'impact des sucres dans notre organisme. Vous reprendrez bien un peu de salade ?

Une alimentation variée et équilibrée, riche en végétaux, couvre nos besoins quotidiens en vitamines, minéraux et composés antioxydants, et permet ainsi de rester en forme toute l'année !

Préférez toujours les produits frais et de saison, plus savoureux et riches en vitamines !

Des repas structurés

Pour être équilibré, un repas doit comporter :

1. Des protéines : viande, poisson, œufs, tofu…
2. Des légumes crus et/ou cuits
3. Des céréales/féculents ou du pain
4. Un produit laitier (sauf intolérance au lactose)
5. Un fruit

Retenez bien ce chiffre : 5
5 composantes pour un repas équilibré, comme les 5 doigts de la main !

L'équilibre, jour après jour

L'équilibre se construit sur un repas, mais aussi sur une journée, voire sur plusieurs jours consécutifs ! Il est donc possible de « rattraper » un petit écart et d'équilibrer ainsi ses repas.

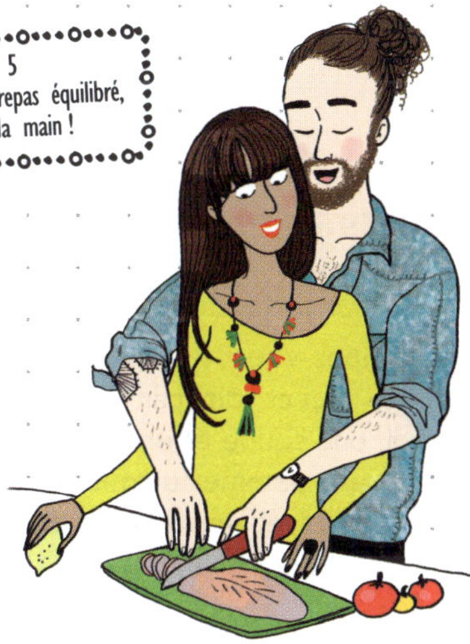

Mes repères nutrition et minceur

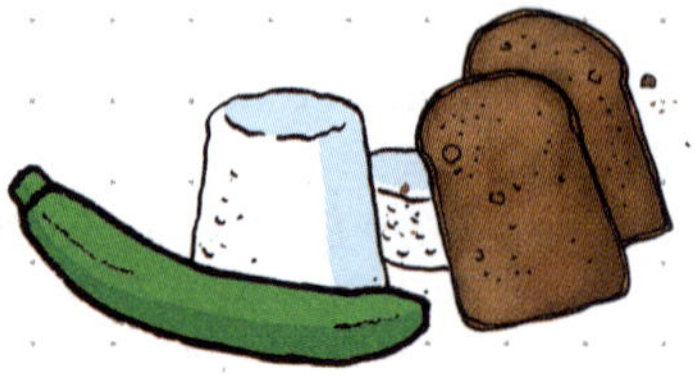

Pour bien mettre en application l'équilibre alimentaire, rien de tel que des repères très concrets. Voici donc vos repères de consommation…

FAMILLES D'ALIMENTS	INTÉRÊT	FRÉQUENCE ET QUANTITÉS
Légumes crus et cuits	Fibres, vitamines, minéraux Apport calorique faible Effet rassasiant	Minimum 2 parts par jour 1 part = le volume du poing, main fermée
Fruits frais	Fibres, vitamines, minéraux Apport calorique modéré	2 à 3 parts par jour 1 part = l'équivalent du poing
Viande, poisson et œufs	Protéines, fer Effet rassasiant des protéines	2 fois par jour (½ à 1 part par repas) 1 part = 1 steak haché, 2 œufs, 2 tranches de jambon…
Fromage	Protéines, calcium	1 part par jour (1 part = 30 g, soit 1 pointe de camembert)
Lait et laitages	Protéines, calcium Apport calorique modéré	2 fois par jour 1 produit laitier = 1 yaourt, 1 petit pot de fromage blanc…
Pain et céréales (féculents)	Effet rassasiant et richesse en fibres (surtout pour le pain et les céréales complets)	1/3 d'assiette ou 2 tranches de pain (environ 50 g) midi et soir
Matières grasses (huiles, beurre, crème)	Acides gras essentiels Vitamines A, D, E	10 g d'huile par repas (1 c. à s.) ou 1 belle noix de beurre
Eau	Hydratation Élimination des toxines	1,5 litre minimum par jour (eau, tisanes, thé…)

Consommer chaque jour 5 fruits et légumes : mission impossible ?

Détrompez-vous : si vous consommez des légumes midi et soir (par exemple, des courgettes le midi, une soupe et une petite salade d'endives le soir), une pomme au goûter et une compote au dîner, vous avez vos 5 parts de fruits et légumes (1 part = 80 g minimum) !

Et les produits sucrés ?
Chocolat et biscuits font partie des petits plaisirs de la vie ! Même si le sucre n'apporte rien d'un point de vue nutritionnel, on ne peut pas l'occulter complètement… Réservez-le pour le week-end (10 g de chocolat noir) ou pour les repas joker (voir p. 19).

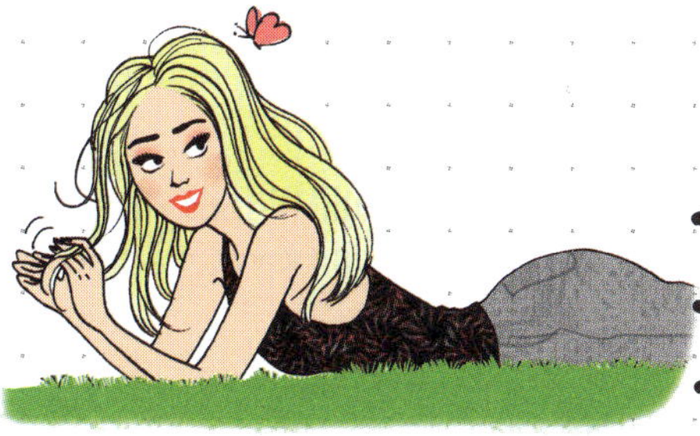

Mon analyse perso

Vous connaissez à présent les grands principes de l'équilibre alimentaire. Où vous situez-vous par rapport à celui-ci ? Consommez-vous suffisamment de fruits et légumes ? Vos repas principaux sont-ils bien structurés ? Je vous propose d'analyser en toute honnêteté vos petites habitudes.

Mes bonnes habitudes à maintenir :

- ○ ....
- ○ ....

Mes (petites) erreurs alimentaires à corriger :

- ○ ....
- ○ ....

Ajustez les quantités de féculents et de pain à vos besoins : peut-être que 150 g de féculents cuits aux repas ne seront pas suffisants pour vous !

Ma feuille de route

C'est bien beau, la théorie, mais au bout du compte, qu'est-ce qu'on mange à chaque repas ? Voici donc votre feuille de route à toujours avoir sous les yeux avant d'attaquer la préparation de vos repas !

PETIT DÉJEUNER	DÉJEUNER
Thé ou café sans sucre 50 g de pain complet + 1 noix de beurre OU 30 g de flocons de céréales (quinoa, orge, sarrasin, avoine, épeautre) sans sucre 1 laitage nature (de vache, chèvre, brebis ou au soja) 1 fruit	Légumes à volonté (crudités et/ou légumes cuits) 100 g de viande ou poisson OU 2 œufs 150 g de céréales cuites OU 50 g de pain complet 30 g de fromage OU 1 laitage nature 1 fruit ou 1 compote

Si vous ne prenez pas de fruit au petit déjeuner, vous pouvez le consommer dans la matinée ou l'après-midi.

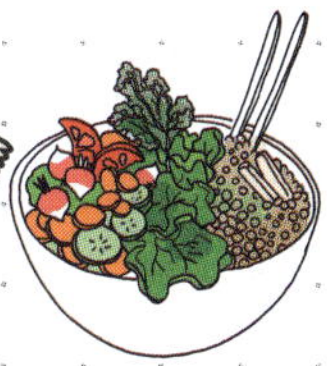

DÎNER
Légumes à volonté (crudités et/ou légumes cuits) 100 g de viande ou poisson OU 2 œufs 100 à 150 g de céréales cuites OU 30 à 50 g de pain complet 1 laitage nature ou 30 g de fromage 1 fruit ou 1 compote

Attention aux matières grasses d'ajout : 10 g d'huile maximum par repas !

Les bons choix d'aliments

D'un point de vue nutritionnel, tous les aliments ne se valent pas ! Certains sont riches en graisses animales, d'autres en sucres raffinés, voire les deux, et ils nuisent à votre perte de poids ! Faites les bons choix !

ALIMENTS	JE PRIVILÉGIE...
Produits laitiers 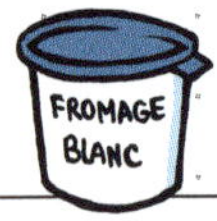	Lait demi-écrémé ou écrémé Yaourt nature (de vache, chèvre, brebis ou au soja) Faisselle nature Fromage blanc et petit-suisse nature de 2 à 4 % de MG maximum Fromages (ceux que vous aimez !) : 30 g par jour maximum
Protéines animales 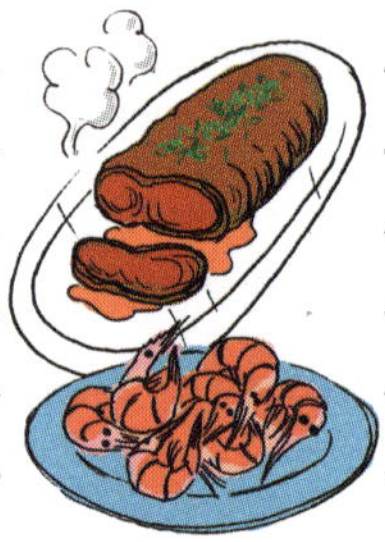	Volaille sans la peau (poulet, dinde, pintade...) Viandes maigres (steak haché à 5 % de MG, tournedos, rumsteck, escalope de veau, filet mignon de porc, gigot d'agneau dégraissé...) Œufs Tous les poissons frais et surgelés « nature » (même les poissons dits gras : saumon, maquereau, hareng) Poissons en conserve : sardines au citron, thon au naturel, maquereaux au vin blanc ou à la moutarde Mollusques, coquillages, crustacés (crevettes, crabe, moules, encornets...) Truite fumée Jambon blanc dégraissé, jambon de volaille Tranches fines de bacon, viande des Grisons Lardons de jambon ou de bacon
Protéines végétales 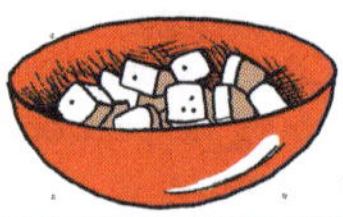	Yaourts au soja (en équivalence avec le yaourt ordinaire) Laits végétaux sans sucre ajouté (en équivalence avec le lait) Tofu, steaks de soja ou de seitan Légumes secs : lentilles, pois chiches, pois cassés, flageolets, haricots rouges ou blancs (secs ou en conserve, au naturel)
Plats industriels	Purées de légumes nature Poêlées de légumes (simples et pauvres en graisses) et bols vapeur Potages de légumes en brique ou en bouteille (à choisir pauvres en graisses) Crudités en sachets, non assaisonnées
Céréales **Féculents**	Pâtes, semoule et riz semi-complets, blé, quinoa, boulgour, sarrasin Pommes de terre, patates douces, topinambours Maïs
Pains **Céréales du petit déjeuner**	Pain complet au levain Biscottes complètes Flocons de céréales (avoine, quinoa, sarrasin...) et müesli sans sucre
Légumes verts	Tous (frais, en conserve au naturel, surgelés nature)

Aliments	Je privilégie…
Fruits 	Fruits frais Compotes sans sucre ajouté Pruneaux, abricots secs et figues séchées (en équivalence avec les fruits) Noix, noisettes, amandes (en petite quantité)
Matières grasses et assaisonnements	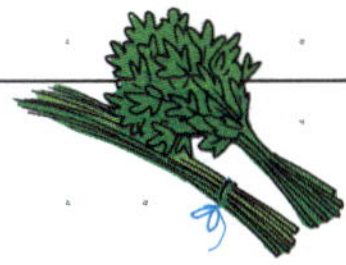 Beurre en petite quantité Crème légère (à 15 % de MG maximum) Huiles végétales à varier (olive, tournesol, colza…) à utiliser avec modération. Moutarde, herbes, épices et aromates, jus de citron, vinaigre, sauce soja Coulis de tomates, harissa, Tabasco®
Boissons	Eau du robinet, minérale, de source, plate ou gazeuse

Bien faire ses courses

Un programme minceur efficace commence… au supermarché ! Si vous remplissez votre panier de biscuits et confiseries, ce sera autant de tentations auxquelles il sera difficile (voire impossible) de résister une fois rangés dans vos placards.

Ma to-do liste de courses

Dans l'idéal, établissez une liste de courses à partir des menus proposés dans les chapitres suivants et tenez-vous-y ! Vous aurez ainsi tout ce qu'il faut pour vous préparer des repas structurés et équilibrés, qui répondent parfaitement à votre profil. Terminées, les tentations inutiles !
Évitez de faire vos courses quand vous avez la faim au ventre : vous aurez tendance à acheter des produits gras et/ou sucrés.

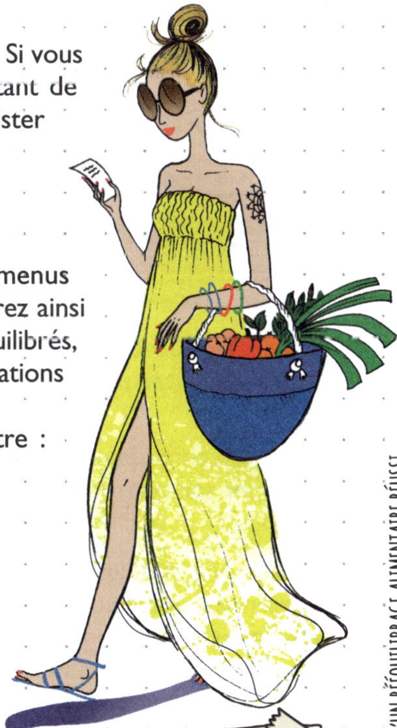

Évitez de tomber dans les pièges des industriels

La grande distribution utilise toutes sortes de ruses pour nous faire acheter toujours plus, mais pensez-vous que la promotion « 2 produits achetés, le 3e gratuit » est vraiment intéressante pour les paquets de chips ? Attention également aux tentations disposées tout près des caisses : si les petites douceurs chocolatées vous font de l'œil, préférez les caisses libre-service, c'est plus sûr !

Vous avez tendance à acheter des produits dont vous n'avez pas besoin ? Pensez au drive !

Vrais et faux amis

Savez-vous lire un étiquetage nutritionnel ? Comment savoir si un produit est « diététiquement correct » ? Pour le savoir, regardez bien le tableau nutritionnel (valeurs **pour 100 g** de produit) et **comparez des produits similaires** (de même famille).

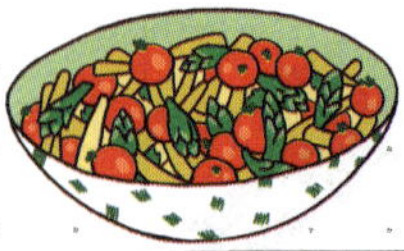

Voici par exemple deux étiquetages de légumes surgelés :

Poêlée de légumes grillés

Valeurs nutritionnelles	Pour 100 g
Protéines	1,7 g
Lipides	2,1 g
Glucides	6 g

Gratin d'aubergines

Valeurs nutritionnelles	Pour 100 g
Protéines	4,4 g
Lipides	12,9 g
Glucides	2,9 g

Vous pouvez constater que le 2e produit est beaucoup plus riche en graisses (car il contient certainement du fromage et des graisses ajoutées). Faites donc les bons choix !

Faites des équivalences !
Vous avez acheté un produit assez riche en graisses (soupe, poêlée, épinards à la crème…) ? N'ajoutez pas de graisses à votre repas pour rétablir l'équilibre !

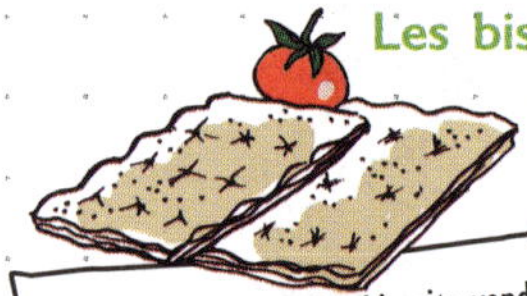

Les biscuits « diététiques » sont généralement enrichis en vitamines, fibres ou minéraux, mais un biscuit, même diététique, reste un biscuit (donc riche en graisses et en sucres !). **Ils peuvent être consommés de façon occasionnelle**, en remplacement du pain et du beurre au petit déjeuner.

Ne considérez pas les biscuits vendus au rayon « diététique » comme des biscuits « légers ».

Les « allégés » (beurre et crème, par exemple) peuvent être intéressants, à condition de ne pas augmenter les quantités, comme c'est souvent le cas ! Concernant les fromages et les charcuteries allégées (saucisses, par exemple) : ces produits sont certes moins riches en graisses mais aussi en goût…

Les « 0 % » correspondent généralement à « 0 % de matière grasse » et sont parfois synonymes de « 0 % de saveur »… On zappe !

N'oubliez pas : se faire plaisir en mangeant est indispensable pour éviter les frustrations qui mènent aux craquages ! Les 0 % et autres produits allégés ne sont pas les amis de nos papilles !

Les édulcorants et les produits édulcorés (yaourts, sodas…) apportent la saveur sucrée sans le sucre, mais vous le savez : « le sucre appelle le sucre » ! Préférez les produits nature (non sucrés) et ajoutez si besoin un bon sucre naturel (miel, sirop d'agave, sucre complet non raffiné) en petite quantité (1 c. à s. maximum dans les laitages nature). Même chose pour les **« sans sucre »** (bonbons, chewing-gums) où le sucre est généralement remplacé par des édulcorants et autres « faux sucres ».

Les produits « sans sucre ajouté » (compotes notamment) contiennent uniquement le sucre « naturel » du produit en question. C'est plutôt intéressant mais n'en profitez pas pour en consommer en excès : un verre (15 cl) de jus de fruits ou une compote est équivalent à un fruit.

Stop aux idées reçues !

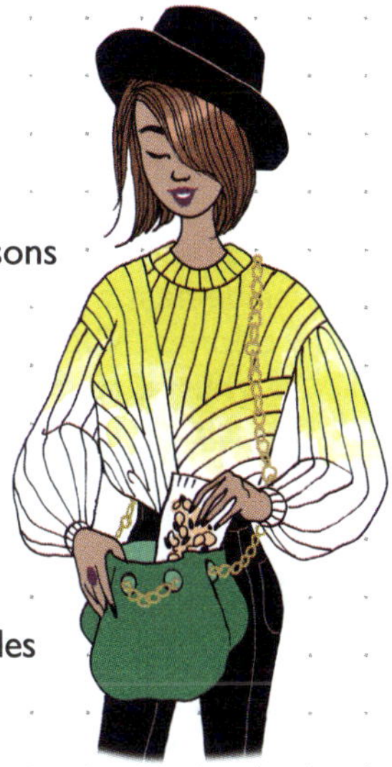

Dans le domaine de la minceur, les idées reçues vont bon train… Faisons donc un peu de ménage !

Sauter un repas aide à maigrir

Ça aide surtout à se jeter sur la tablette de chocolat trois heures après ! Sauter le petit déjeuner parce que vous ne pouvez rien avaler au réveil, c'est compréhensible (prévoyez alors un encas dans la matinée), mais sauter un repas juste pour éviter d'absorber des calories, c'est contre-productif : votre corps finira par réclamer son dû en déclenchant des fringales et vous risquez alors de manger n'importe quoi.

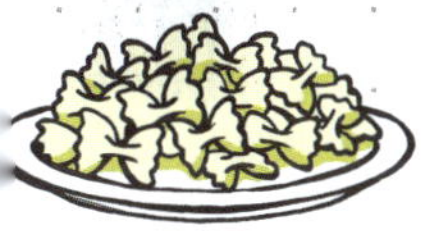

Le pain et les féculents font grossir

Oui, si vous en mangez en quantité excessive (sans écouter vos signaux de satiété) et/ou que vous les noyez sous une épaisse couche de beurre ou de fromage ! Bien choisis (versions semi-complètes ou complètes des pâtes, riz, semoule, boulgour et pain) et consommés en quantité raisonnable, ils aident plutôt à se sentir rassasiée jusqu'au repas suivant. Ne les zappez pas, mais cuisez les féculents simplement (à l'eau) et agrémentez-les avec un petit filet d'huile ou une noisette de beurre !

Il faut manger léger le soir

Pas forcément ! Même si les calories ingérées en début de journée sont plus facilement utilisées car nous sommes plus actives à ce moment-là, le corps se régule plutôt bien d'un jour à l'autre ! N'en profitez pas pour faire des dîners pantagruéliques, mais ne tombez pas non plus dans l'extrême inverse : « une soupe et au lit » !

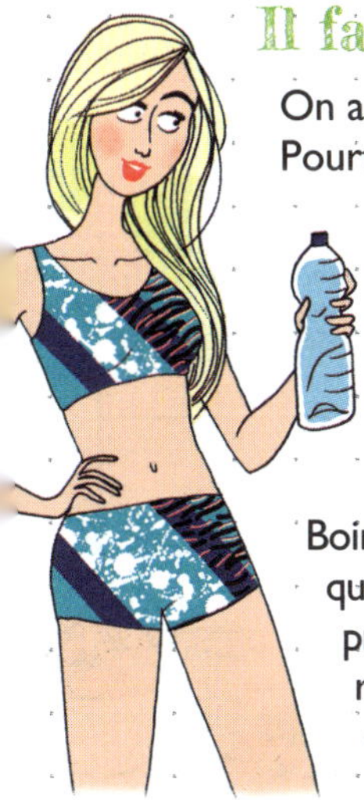

Il faut supprimer les graisses pour maigrir

On a longtemps cru qu'elles étaient à l'origine de l'épidémie d'obésité en Occident. Pourtant, une alimentation très pauvre en graisses n'est pas efficace sur la perte de poids à long terme. Par ailleurs, elles apportent des vitamines et des acides gras essentiels à notre santé. Et surtout, ce sont elles qui véhiculent les saveurs dans l'assiette… Un repas sans aucune graisse est un repas sans saveur !

L'eau fait maigrir

Boire de l'eau ne fait pas maigrir, mais favorise l'élimination des toxines, nombreuses quand on suit un programme minceur. Pensez donc à avoir votre bouteille d'eau à proximité tout au long de la journée, et à la dégainer régulièrement. Si vous n'arrivez pas à boire l'eau nature, mettez-y du jus de citron, passez à l'eau pétillante ou aux boissons chaudes (thé léger, infusions).

Je contrôle ma consommation de graisses

Les graisses sont indispensables à l'équilibre alimentaire, mais leur excès nuit rapidement à la perte de poids : rappelez-vous, 1 seul gramme de graisse apporte 9 calories ! Vous devez donc apprendre à contrôler votre consommation de graisses visibles… et cachées !

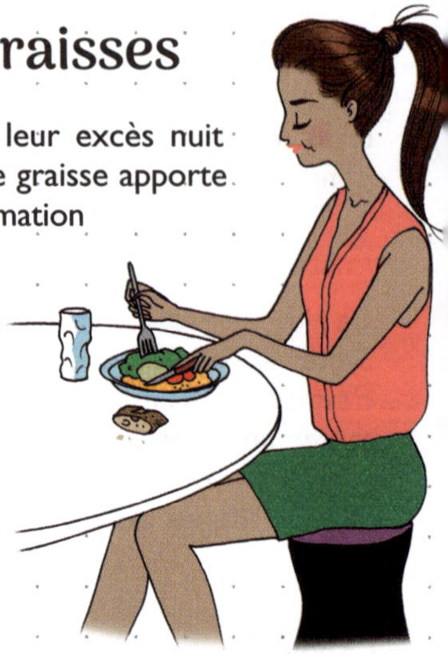

Identifier les aliments riches en graisses

Les graisses visibles, vous connaissez : beurre, huiles, crème fraîche, mayonnaise…, mais les graisses cachées sont parfois plus difficiles à débusquer : rillettes, roquefort, pizza, tarama, croûtons, pesto… et leur consommation régulière fait exploser votre consommation de graisses ! Voyez par vous-même…

1 C. À S. D'HUILE (= 10 G DE GRAISSES)

= 50 g de mozzarella (presque ½ boule !)
= 1 yaourt Gervita® nature
= 2 à 3 fines tranches de saucisson sec
= 1 tranche de cake

2 C. À S. D'HUILE (= 20 G DE GRAISSES)

= 100 g de lardons
= 3 saucisses de Strasbourg (Knacki®)
= 1 croissant aux amandes
= 1 part de quiche aux légumes du commerce

3 C. À S. D'HUILE (= 30 G DE GRAISSES)

= 90 g de chips (c'est vite avalé, croyez-moi !)
= 1 friand au fromage
= 1 petite assiette de spaghettis à la carbonara
= 6 petits toasts au tarama

Toutes les graisses ne se valent pas !

Même s'il n'y a pas réellement de « mauvaise graisse », puisque toutes ont un rôle à jouer dans l'organisme, certaines ont la fâcheuse tendance à se stocker plus facilement… et malheureusement, ce sont celles dont on abuse !

AU LIEU DE MANGER…	JE CHOISIS PLUTÔT…
Des mini-saucisses à l'apéro	Des tomates cerise et des dips de crudités
1 part de rillettes	1 tranche de jambon blanc ou 4 tranches de viande des Grisons
Des merguez et saucisses Des côtelettes d'agneau	Des brochettes de poulet au curry Des brochettes de bœuf aux poivrons
Des saucisses de Strasbourg (à 20 % de MG)	Du jambon blanc (à 3 % de MG) ou du jambon de volaille
1 entrecôte (à 13 à 15 % de MG)	Du rosbif rôti au four (à 5 % de MG)
1 crème glacée au chocolat	1 sorbet citron
1 yaourt à la grecque	1 yaourt ordinaire

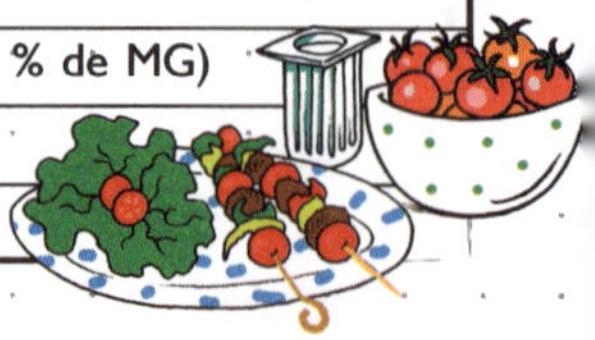

D'une manière générale, limitez au strict minimum les graisses animales (celles qui viennent des viandes, charcuteries, beurre, fromages…). Les graisses végétales (avocat, huiles, noix…), riches en acides gras insaturés, jouent des rôles importants dans l'organisme (protection cardio-vasculaire, fluidité des membranes cellulaires…), et leur stockage est moins évident ! Pour mettre un bon coup de frein aux graisses animales, voici quelques conseils simples…

Contrôler les graisses d'assaisonnement…

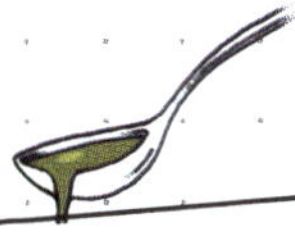

Pour éviter de faire exploser votre compteur de graisses, ayez la main légère quand vous ajoutez du beurre, de l'huile ou de la vinaigrette.

Variez les huiles pour couvrir vos besoins en acides gras essentiels : olive, noix, colza, sésame…

La bonne dose : 10 g par repas

10 G D'HUILE
= 1 c. à s. d'huile (d'olive, de tournesol, de noix…)
= 30 g de crème fraîche entière (1 c. à s. bombée) ou 60 g de crème à 15 % de MG
= 50 g de crème de soja ou de lait de coco
= 12 g de beurre ordinaire ou de margarine (1 belle noix)
= 2 c. à s. de sauce vinaigrette
= 1 c. à s. de vinaigrette + ½ noix de beurre

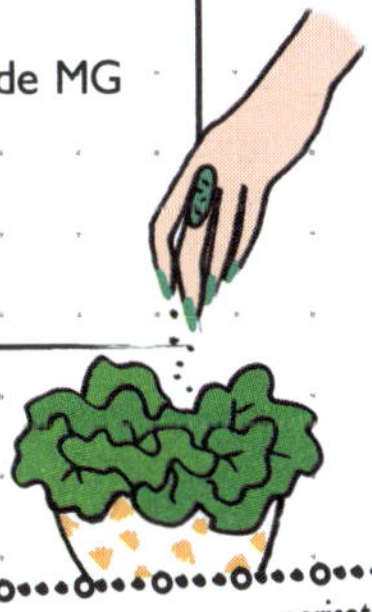

Pensez aux assaisonnements minceur

1 c. à s. de citron + 1 c. à s. d'huile d'olive + 1 c. à s. d'eau + sel + herbes fraîches ciselées (menthe, ciboulette…)

OU

1 c. à s. de fromage blanc + 1 c. à c. d'huile de colza + sel + herbes fraîches ciselées

OU

2 c. à s. de yaourt nature + 1 c. à c. d'huile de colza + sel + échalote hachée

OU

2 c. à s. de crème fraîche légère ou de soja + sel + curry

Astuce : pensez aux vaporisateurs d'huile pour assaisonner vos légumes, céréales et salades variées.

Et les modes de cuisson !

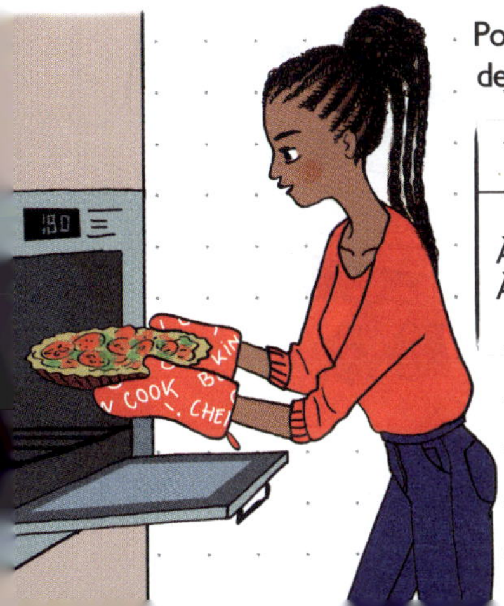

Pour réduire votre consommation de graisses, choisissez les bons modes de cuisson : les fritures et autres rissolages doivent rester exceptionnels !

PLUTÔT QUE DE CUIRE…	JE PRÉFÈRE…
À la friteuse À la sauteuse	Le four ou l'Actifry® La poêle antiadhésive La plancha ou le gril Le cuit-vapeur

Votre poêle n'est pas antiadhésive ? Utilisez un papier absorbant ou un pinceau alimentaire pour la graisser très légèrement.

Je zappe les « mauvais sucres »

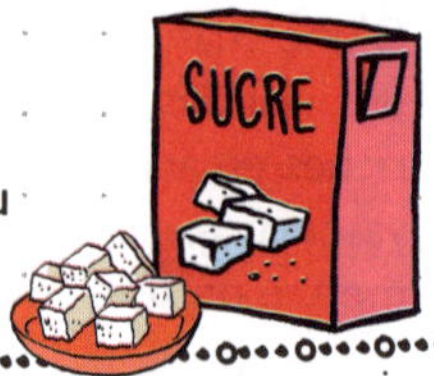

Savez-vous que le sucre blanc (raffiné) est le seul aliment totalement dépourvu de tout intérêt nutritionnel ? Il ne contient ni vitamines, ni minéraux, ni fibres… bref, rien d'intéressant pour la santé, sans oublier son effet cariogène (bonjour la santé bucco-dentaire !) et ses conséquences désastreuses sur notre taux de sucre sanguin… Alors pourquoi continuer à en manger ? Pour le plaisir que sa consommation procure, bien sûr !

Une consommation excessive de sucre et produits sucrés facilite la mise en réserve des graisses… et la formation de cellulite !

Choisir les bons sucres

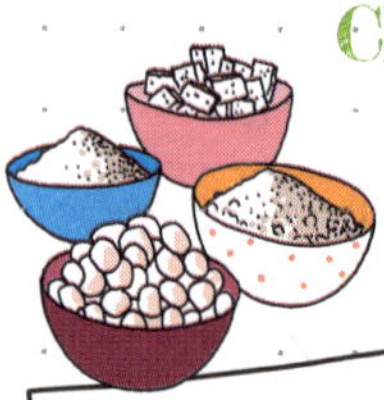

Si le sucre blanc n'est pas intéressant d'un point de vue nutritionnel, d'autres sucres le sont davantage : le miel (surtout d'acacia), le sirop d'agave, le sucre de bouleau (xylitol), le sucre de coco… Ces sucres sont bien plus riches en minéraux, vitamines et composés antioxydants. Néanmoins, apprenez à consommer vos desserts et boissons **sans aucun sucre** (ni vrai ni faux sucre !) et réservez les « bons sucres » aux repas joker et à votre période de stabilisation (voir p. 85).

Attention : tous les sucres sont riches en glucides et donc en calories !

Vous avez dit : « raffiné » ?

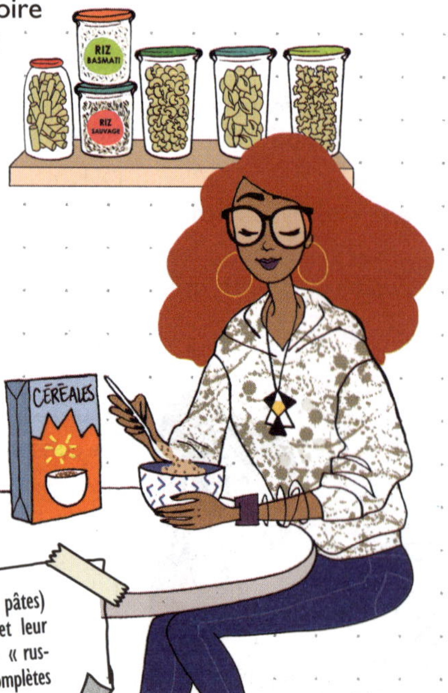

Depuis la fin de la Seconde Guerre mondiale, il faut croire que nous confondons « raffiné » avec « raffinement » ! La farine est devenue plus blanche que blanche et le pain à l'ancienne… relégué aux oubliettes ! À force de raffiner les céréales, il ne leur reste plus aucune fibre et une grande partie de leurs vitamines et minéraux est éliminée !

Céréales complètes et semi-complètes

Choisissez donc autant que possible les versions « semi-complètes » des céréales (pâtes, riz, boulgour et semoule). Pensez aussi au quinoa : rapide à cuire, il se consomme en taboulé ou en plat chaud.

Côté pain, évitez absolument les pains de mie et autres pains ultra-blancs ! Le summum : un bon pain complet à l'ancienne, fait avec du levain qui améliore sa digestibilité (fini, les ballonnements !).

Les céréales complètes (riz, pâtes) sont plus longues à cuire et leur goût parfois un peu trop « rustique ». Les versions semi-complètes sont un bon compromis !

Mes petits dérapages contrôlés

Passons aux choses intéressantes : les « repas joker » ! Vous vous demandez certainement : « Ai-je le droit de faire des écarts ? » Oui ! Et c'est même recommandé… à condition de les prévoir et de les maîtriser !

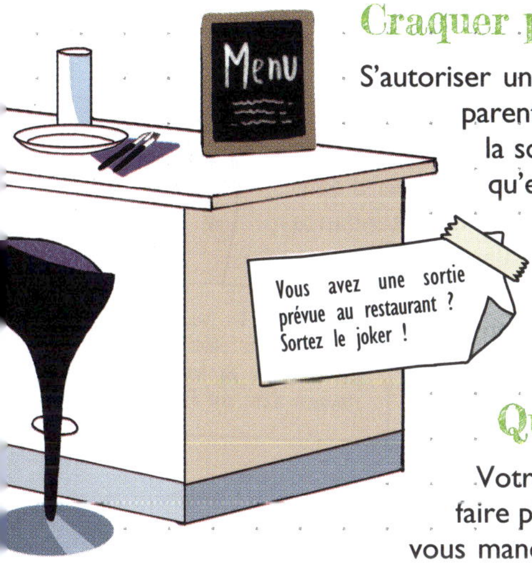
Menu
Vous avez une sortie prévue au restaurant ? Sortez le joker !

Craquer pour ne pas dériver…

S'autoriser un repas joker de temps en temps, c'est faire une petite parenthèse dans son programme minceur : cela agit comme la soupape de sécurité sur une Cocotte-Minute pour éviter qu'elle explose ! Vous reprenez ensuite votre programme sereinement, sans que cela nuise vraiment à votre perte de poids.

Le bon tempo : **1 repas joker par semaine.**

Qu'est-ce que je m'autorise ?

Votre repas joker doit avant tout vous faire plaisir ! Réfléchissez donc à ce qui vous manque le plus…

Une bonne dose de chocolat ? Autorisez-vous 3 à 4 carrés au goûter ou une mousse au chocolat en dessert !

La charcuterie ? Préparez-vous une petite assiette !

Des frites ? Pourquoi pas !

Un dessert bien sucré ? Rendez-vous à votre meilleure pâtisserie et choisissez un gâteau individuel !

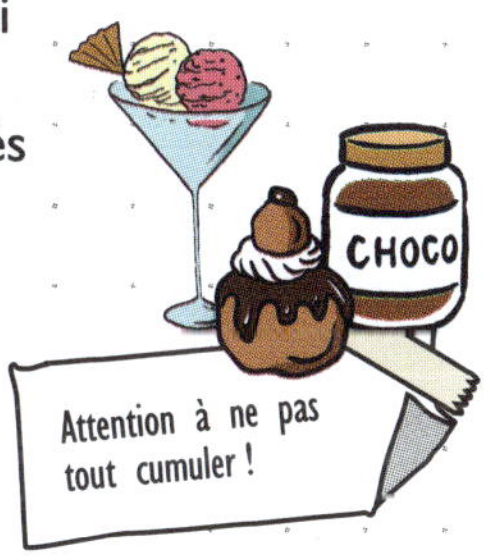
CHOCO
Attention à ne pas tout cumuler !

Pourquoi vaut-il mieux prévoir les écarts ?

Tout simplement parce que ça aide à tenir sur le long terme. Si vous ne prévoyez jamais de fantaisie, vous finirez tout de même par craquer ! La différence, c'est le sentiment de culpabilité associé au « craquage sauvage » : non seulement vous craquez, mais en plus vous n'appréciez pas ce que vous mangez et vous vous dévalorisez !

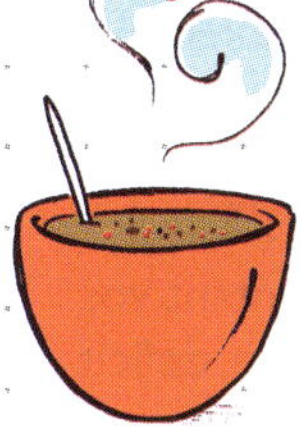

Et quand je craque un peu top souvent…

Pas de panique ! Si vous avez déjà utilisé votre joker de la semaine, pensez simplement à compenser cet écart (ça tombe bien, vous n'avez pas très faim au repas suivant !) : prenez une simple soupe ou des crudités légèrement assaisonnées et terminez par un laitage nature. Tout rentrera dans l'ordre. Et, surtout, ne vous pesez pas dès le lendemain matin !

Au secours : je ne perds plus de poids !

Retenez cette notion essentielle : **la perte de poids n'est jamais linéaire !** Vous pouvez perdre 1 kilo la première semaine, 500 grammes la deuxième... puis rien du tout la troisième et à nouveau 1 kilo la quatrième semaine...

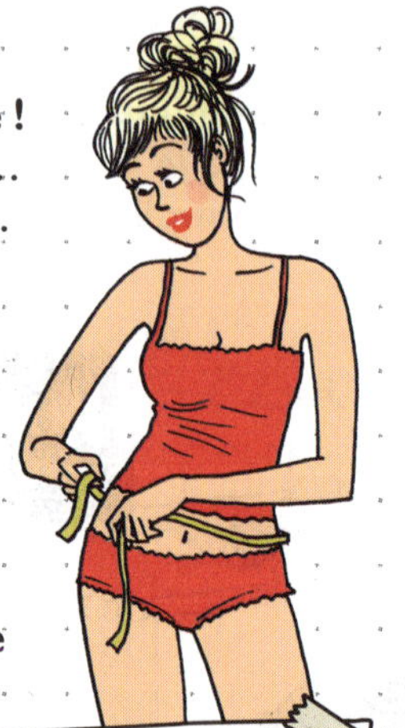

Se peser tous les jours peut vous démotiver : le poids varie d'un jour à l'autre en fonction de la rétention d'eau par l'organisme.

Les bons réflexes

Règle n° 1 : oubliez la balance ! Rangez-la à un endroit difficilement accessible et sortez-la une fois par semaine, c'est amplement suffisant.

Règle n° 2 : ne vous pesez jamais juste avant l'arrivée de vos règles (et même pendant) : sous l'effet des hormones féminines, la rétention d'eau s'accentue, on se sent gonflée, voire d'humeur maussade et on a tendance à grignoter... ce n'est pas le moment de monter sur la balance !

Règle n° 3 : pensez à prendre vos mensurations. Parfois, la silhouette s'affine mais l'aiguille de la balance reste obstinément sur les mêmes chiffres, surtout quand on suit un programme sportif en parallèle (les muscles se développent et pèsent plus lourd que la graisse qu'on perd !).

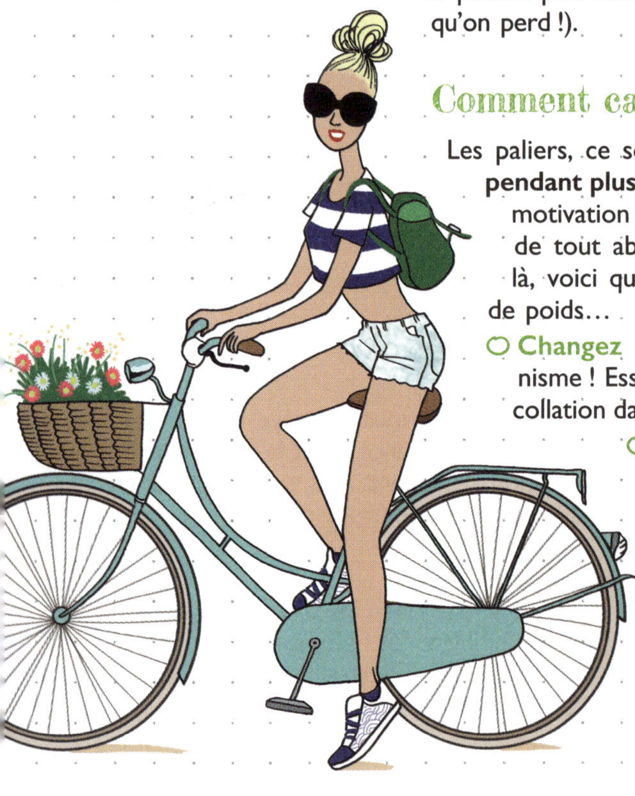

Comment casser les paliers ?

Les paliers, ce sont ces déprimantes stabilisations de poids **pendant plusieurs semaines malgré tous vos efforts**. La motivation fond comme neige au soleil et les risques de tout abandonner sont grands ! Avant d'en arriver là, voici quelques astuces pour rebooster votre perte de poids...

- **Changez vos habitudes** pour secouer votre organisme ! Essayez un petit déjeuner différent, prenez une collation dans l'après-midi et faites un dîner très léger...
- **Intégrez 1 à 2 journées plus light par semaine** : cette astuce permet aussi de déstabiliser l'organisme et de le forcer à puiser dans ses réserves. Par exemple, prenez un petit déjeuner assez copieux et ensuite des repas constitués uniquement de protéines et légumes frais.
- **Bougez davantage !** En augmentant vos dépenses (sans manger plus !), le déficit énergétique se creusera et relancera votre perte de poids.

Je détermine mes objectifs

Si vous avez ce cahier entre les mains, vous avez peut-être déjà eu le fameux déclic, celui qui vous fera déplacer des montagnes pour atteindre vos objectifs ! Mais quels sont-ils, précisément ?

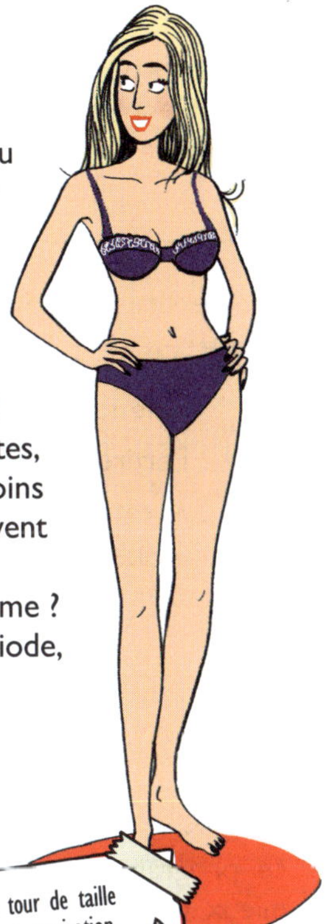

Quel est mon poids idéal ?

Votre poids « idéal », c'est celui dans lequel vous vous sentez bien ! On peut aussi parler de poids de forme. Nous sommes toutes différentes, avec une ossature plus ou moins fine, une musculature plus ou moins développée… Deux personnes de même taille et de même poids peuvent donc avoir une silhouette très différente !
Réfléchissez : à quel poids vous sentez-vous belle et en pleine forme ? Quel poids avez-vous naturellement gardé stable sur une longue période, sans effort particulier ?

Mon poids de forme serait de : ……… kg

Mon poids aujourd'hui : ……… kg

Je dois perdre : ……… kg

Mesurez votre tour de taille à la fin d'une expiration, sans rentrer le ventre.

Tout n'est pas qu'une question de poids ! Ce qui compte, c'est ce que vous voyez dans le miroir : votre silhouette ! Pour cela, munissez-vous d'un simple ruban de couturière et prenez les mesures suivantes :

Mon tour de taille (juste au-dessus du nombril) : ……… cm

Mon tour de hanches (mesure la plus large) : ……… cm

Mon tour de cuisses (mesure la plus large) : ……… cm

Mes objectifs minceur

Soyez patiente… et stoppez la fixette sur votre poids ! Si vous mangez correctement, votre corps finira par lâcher vos kilos en trop.

La motivation, c'est 80 % de la réussite d'un programme minceur ! Et si vous êtes particulièrement motivée en débutant un programme, quel qu'il soit, cette motivation a tendance à s'amenuiser avec le temps. Un petit coup de cafard et vous engloutissez le paquet de chips ou la tablette de chocolat qui traînait dans le placard. L'aiguille de la balance refuse de bouger, une envie irrésistible de pâtisserie bien sucrée vous traverse… et, raté pour raté, vous envoyez tout valser !

Je vous propose donc de définir clairement vos objectifs pour être au top de votre motivation !

Pas d'objectif irréaliste !
Si votre objectif est de perdre 10 kg en 4 semaines, vous risquez de vous décourager au bout d'une dizaine de jours, en réalisant que cet objectif est illusoire… Pour mettre toutes les chances de votre côté, votre objectif doit être réaliste : pas de perte de poids inconsidérée !

Perdre du poids ! (……… kg)

- ☐ Affiner ma silhouette et rentrer dans une taille………
- ☐ Perdre……… cm de tour de………
- ☐ Arrêter de jouer au yoyo avec mon poids
- ☐ Apprendre à manger sain et équilibré
- ☐ Autre ……………………………………………

……………………………………………

……………………………………………

Je me motive et je tiens bon !

Qu'est-ce qui vous motive à entamer ce programme minceur ? Vous sentir mieux dans votre peau et le besoin de reprendre les rênes de votre silhouette ? Vos prochaines vacances à la mer ? Une rencontre amoureuse ? Un mariage ? Pour rester motivée et concentrée sur vos objectifs, ayez toujours en tête vos motivations de départ…

Pour rester motivée semaine après semaine, focalisez-vous sur ce que vous avez déjà accompli et soyez toujours positive : ne pensez pas aux kilos qu'il vous reste à perdre mais à ceux que vous avez déjà perdus. Matérialisez-les à l'aide de bouteilles d'eau et soyez fière de vous !

- ☐ Je veux me trouver belle en me regardant dans le miroir
- ☐ Je veux pouvoir faire du sport sans avoir mal aux genoux ni être à bout de souffle
- ☐ Je souhaite m'habiller comme je veux (et rentrer dans la taille……… de mes rêves !)
- ☐ Autre ……………………………………………

……………………………………………

……………………………………………

……………………………………………

……………………………………………

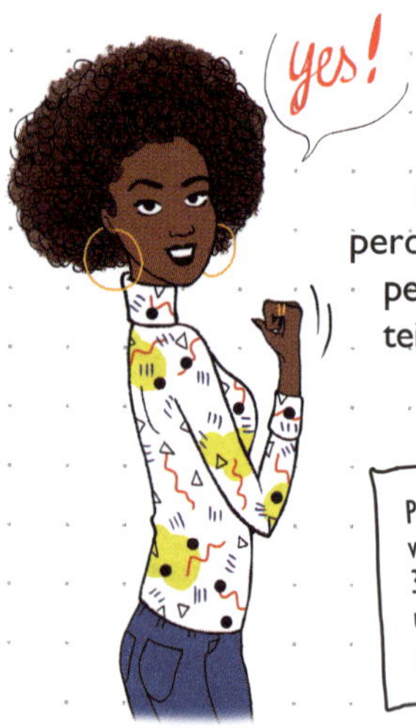

Affichez vos objectifs et vos motivations à des endroits stratégiques : au hasard, sur la porte du frigo !

Pour rester au top de votre motivation, faites-vous plaisir dès que vous avez perdu les 2 ou 3 premiers kilos : offrez-vous une manucure, un gommage, le sac à main que vous lorgnez depuis plusieurs semaines… Vous le valez bien !

Chapitre 2

La grignoteuse invétérée

Votre petit défaut est le grignotage ? Ce chapitre vous est entièrement consacré ! Vous y apprendrez à mieux structurer vos repas pour être rassasiée plus longtemps, mais aussi à contrôler vos pulsions. Terminées les envies de grignoter !

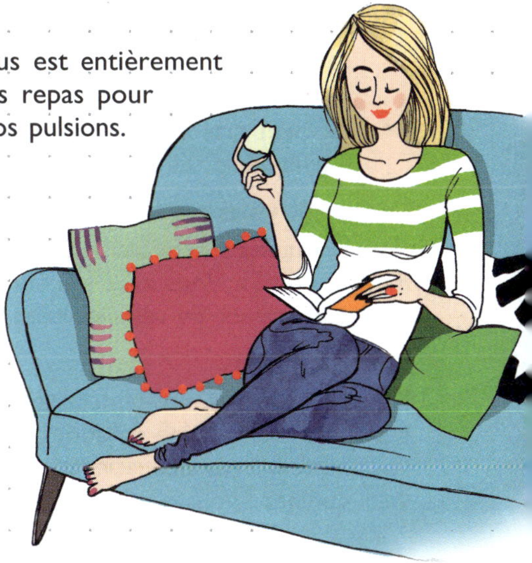

Quelle grignoteuse je suis ?

Connaissez-vous votre profil de grignoteuse ? Pour couper le mal à la racine, identifiez clairement les causes de vos grignotages. Découvrez ci-dessous 3 profils et cochez celui qui vous correspond le mieux…

Profil n° 1

- Quand vous mettez la main dans un paquet de chips, vous vous sentez fébrile et avez la sensation de ne pas pouvoir vous arrêter.
- Une contrariété ? Un coup de blues ? Vous attaquez aussitôt un paquet de biscuits.
- Vous gérez parfaitement bien le petit déjeuner et le déjeuner, mais à partir de 16 ou 17 heures, vous êtes obsédée par les biscuits et les confiseries qui se trouvent dans votre placard.
- Les soirées télé se soldent généralement par l'emballage (vide) de la tablette de chocolat.

Ce profil vous colle à la peau ?

Vous êtes une grignoteuse compulsive : quand vous commencez à grignoter, vous avez la sensation de perdre le contrôle de vous-même : tout vous échappe ! Avez-vous suivi des régimes restrictifs ? Êtes-vous dans le contrôle permanent de votre alimentation ? Ou trop exposée au stress ? Réfléchissez-y, c'est important !

Les solutions

Bien équilibrer vos repas et vous faire plaisir à table est essentiel pour limiter les frustrations qui amènent aux compulsions. Apprenez également à mieux gérer votre stress et vos émotions négatives (avec le yoga, la relaxation, le sport…) pour vous débarrasser de vos grignotages compulsifs.

Profil n° 2

- Vous mangez généralement avec l'écran de la télévision, de la tablette ou de l'ordinateur allumé, et vous êtes parfois surprise de constater que votre assiette est déjà vide.
- Quand vous achetez du pain, il n'est pas rare que vous ayez déjà croqué dedans avant d'arriver à la maison.
- Quand vous cuisinez, vous avez tendance à mettre le doigt dans la casserole toutes les 5 minutes (pour être sûre que votre plat est réussi…).
- Un petit creux ? Vous vous asseyez rarement et piochez des petits biscuits directement dans le placard.

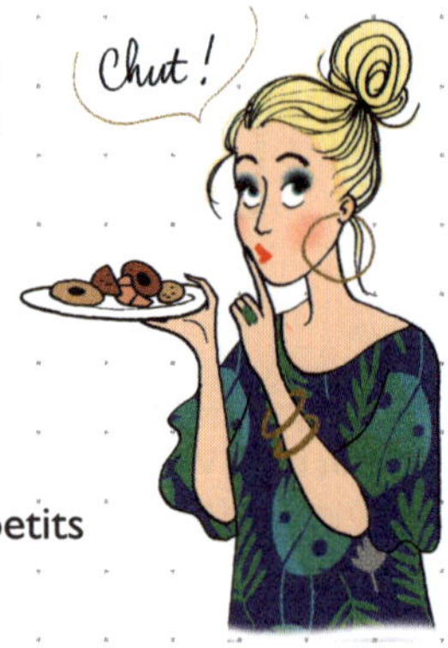

Ce profil vous parle ?

Vous grignotez machinalement, par habitude ! D'ailleurs, on vous le dit souvent : « Arrête de grignoter ! » Vous avez toujours fonctionné comme ça, mais aujourd'hui, vous aimeriez vous débarrasser de ces fâcheuses habitudes.

Les solutions

Pendant les repas, concentrez-vous sur votre assiette, et mettez-vous à table si vous avez besoin de prendre une collation : c'est indispensable pour vous débarrasser définitivement de vos petites manies inconscientes qui vous font prendre des kilos ! Faites-vous confiance quand vous cuisinez : vous n'avez pas besoin de goûter en permanence !

Profil n° 3

L'astuce du bracelet
Mettez un bracelet à votre poignet qui vous rappellera de ne plus grignoter. Retirez-le chaque jour que vous craquez. Le challenge : le porter le plus longtemps possible !

- Quand vous faites vos courses, il vous arrive souvent de craquer pour des mini-pâtisseries ou des biscuits en prévision des soirées télé.
- Lors d'un apéritif dînatoire, vous ne pouvez pas vous empêcher de goûter à toutes les mignardises salées et sucrées, même si vous n'avez plus faim.
- Une sortie au cinéma n'est pas parfaite si vous n'avez pas votre cornet de pop-corn.
- Quand vous choisissez un apéritif au restaurant, vous êtes frustrée quand le serveur apporte votre verre sans cacahuètes ni biscuits salés.

Vous vous reconnaissez dans ce profil ?

Vous grignotez par gourmandise ! Un petit morceau de chocolat par-ci, quelques rondelles de saucisson par-là… Vous vous faites plaisir, tout simplement, et ce ne sont pas forcément le stress et les émotions négatives qui vous poussent à ouvrir le réfrigérateur ou à mettre le nez dans le placard à gâteaux.

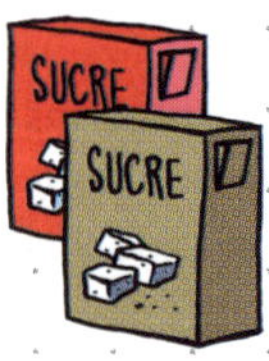

Les solutions

Mieux gérer votre gourmandise exacerbée (oui, c'est possible et vous y arriverez) et apprendre à vous faire plaisir différemment : aérez-vous davantage, programmez plus de sorties entre filles ou des séances de manucure… Vous pouvez également suivre les menus du chapitre 4.

Mes astuces anti-grignotage

L'ennemi n° 1 de la silhouette

Le grignotage concerne généralement des aliments riches en graisses et/ou en sucres (on a rarement envie de grignoter des carottes ou des radis !) et ne répond pas à un besoin alimentaire : on grignote pour calmer un stress ou une angoisse, combler un manque, tromper l'ennui… ! Ces calories viennent donc s'ajouter à celles des repas comme un « malus » et vont directement se stocker dans les graisses de réserve… C'est la prise de poids assurée !

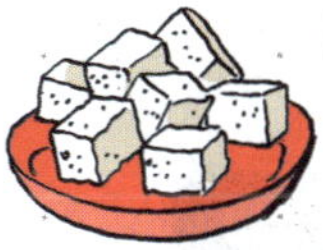

Voici les valeurs énergétiques et les teneurs en lipides et/ou en glucides de « petits riens »…

Aliments	Quantité	Teneur en lipides	Teneur en glucides	Valeur énergétique
3 à 4 rondelles de saucisson sec	25 g	10 g	1 g	122 kcal
1 canette de soda	33 cl	0	35 g	140 kcal
1 petit morceau de pain + fromage	30 g + 20 g	5 g	16 g	140 kcal
3 morceaux de chocolat	30 g	10 g	18 g	160 kcal
1 mini-paquet de chips	30 g	10 g	16 g	160 kcal
1 poignée de cacahuètes	30 g	15 g	5 g	170 kcal
1 pain au lait fourré au chocolat	40 g	10 g	20 g	180 kcal
4 biscuits sablés au chocolat	50 g	12 g	31 g	250 kcal

Pour vous donner une idée, un repas complet équilibré (tel que je vous l'ai décrit dans le chapitre précédent, comprenant une entrée, un plat et un dessert) apporte environ 600 kcal. Si vous vous mettez à grignoter des chips ou des cacahuètes entre les repas, vous pouvez rapidement exploser votre quota énergétique de la journée et ruiner tous vos efforts pour remodeler votre silhouette !

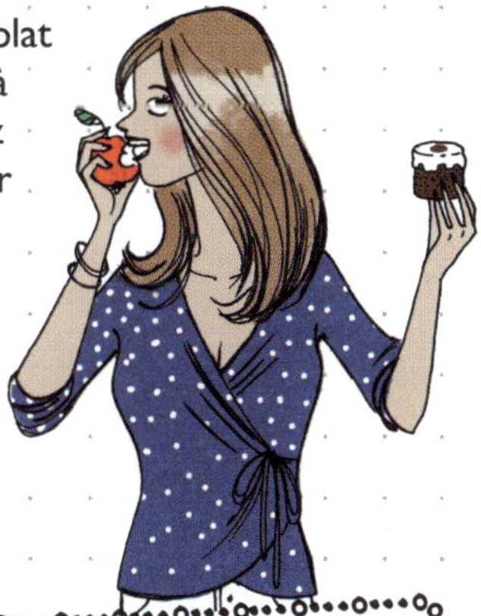

Faire diversion

Le grignotage répond généralement à un besoin : besoin d'être apaisée (pour atténuer un stress ou une émotion négative), d'être occupée (pour tromper l'ennui), besoin d'énergie (quand vous êtes fatiguée) ou tout simplement besoin de manger quand vous avez réellement faim !

Identifiez clairement ce besoin et répondez-y sans forcément ouvrir le frigo !

Ne confondez pas la faim et l'envie de manger !

La faim répond à un vrai besoin physiologique de l'organisme : cela se manifeste par des gargouillis parfois très désagréables dans le ventre. L'envie de manger, ça se passe plutôt dans la tête !

Si vous avez faim : prenez une collation, une vraie ! Asseyez-vous, prenez une boisson chaude ou fraîche, un fruit frais de saison et éventuellement 4 ou 5 amandes. Essayez également de comprendre pourquoi vous ressentez cette fringale : le repas précédent était-il structuré correctement ? Avez-vous zappé les féculents et le pain ? Cherchez l'erreur !

Si vous vous sentez fatiguée : posez-vous pendant quelques minutes, allongez-vous si vous le pouvez, fermez les yeux et prenez quelques longues inspirations. Concentrez-vous sur votre respiration et essayez de faire le vide autour de vous. Quelques minutes suffisent généralement pour se requinquer !

Si vous vous sentez stressée : effectuez le même exercice que quand vous êtes fatiguée. Concentrez-vous bien sur votre respiration, en inspirant longuement par le nez et en expirant par la bouche. Visualisez en même temps dans votre tête un endroit qui vous apaise : une plage, un coucher de soleil… Effet anti-stress garanti !

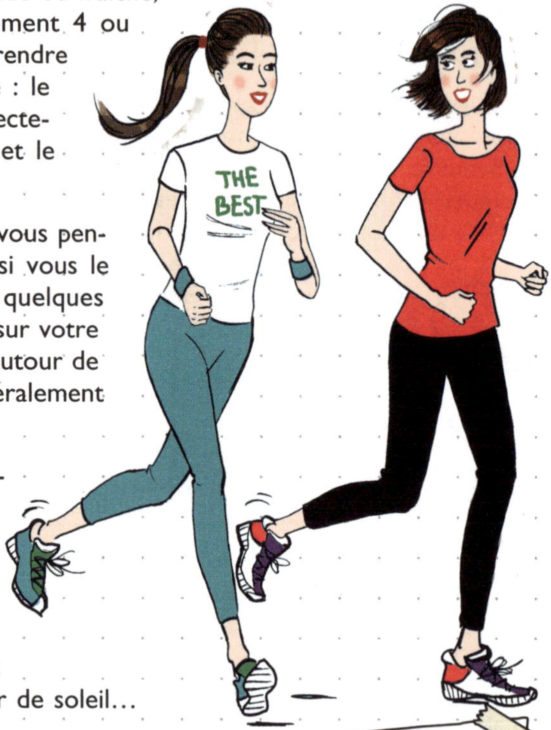

Si vous vous ennuyez : établissez dès aujourd'hui une liste de ce que vous pouvez faire quand votre cerveau est au ralenti et que les seules idées qui vous viennent vous dirigent vers le réfrigérateur !

Dormez-vous suffisamment ?
Le manque de sommeil et d'énergie pousse à manger davantage… Plutôt que traîner devant la télévision ou l'écran de l'ordinateur jusqu'à une heure tardive, allez plutôt vous coucher !

Quand l'envie de grignoter vous prend, ne restez pas seule, surtout avec de la nourriture à disposition ! Cherchez de la compagnie, sortez, appelez une amie…

Ma liste d'occupations anti-grignotage

- ○ ....
- ○ ....

Mieux s'organiser

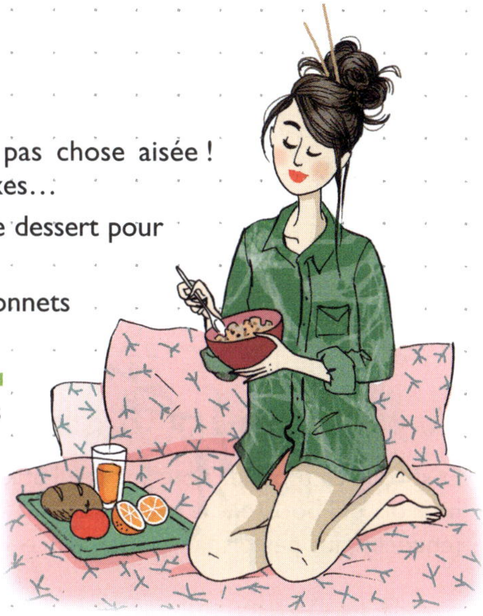

Arrêter de grignoter du jour au lendemain n'est pas chose aisée ! Commencez donc par adopter quelques bons réflexes…

Vous aimez grignoter devant la télé ? Gardez votre dessert pour le manger à ce moment-là.

Vous aimez grignoter à l'apéro ? Prenez des bâtonnets de surimi, des tomates cerise, des amandes…

Vous avez tendance à grignoter en rentrant du travail ? Transformez vos grignotages en collations et mangez plus léger le soir si besoin.

Vous ne pouvez pas vous empêcher de grignoter juste avant le dîner ? Avancez l'heure du repas !

Mes petits grignotages sains

Le grignotage n'est pas une calamité s'il est canalisé : transformez-le en pause saine et équilibrée (on ne parle alors plus de « grignotage » mais de « collation »), et limitez la fréquence à 1 à 2 fois par jour.

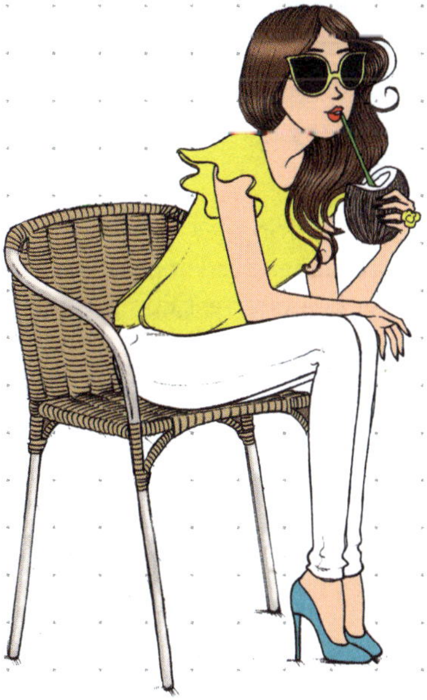

Le snacking intelligent

Il est 16 h 30, vous avez faim et vous n'avez pas gardé votre fruit du petit déjeuner ou du déjeuner ? Voici quelques idées de collations ainsi que les adaptations à faire au dîner…

Un petit creux à combler ?

- 1 banane : supprimez le fruit au dîner.
- 1 yaourt nature + 1 c. à s. de son d'avoine : supprimez le produit laitier au dîner.

Une envie de sucré ?

- 1 smoothie réalisé avec ½ banane + 1 poignée de fraises : supprimez le fruit au dîner.
- 2 ou 3 biscuits secs type Petit Beurre® : réduisez de moitié votre dose de féculents et/ou de pain au dîner.

Une grosse faim ?

- 50 g de pain complet avec 1 tranche de jambon : réduisez de moitié votre part de viande au dîner et supprimez le pain et/ou les féculents.
- 1 ramequin de müesli sans sucre avec 1 fromage blanc : supprimez le produit laitier et le pain (ou le féculent) au dîner.

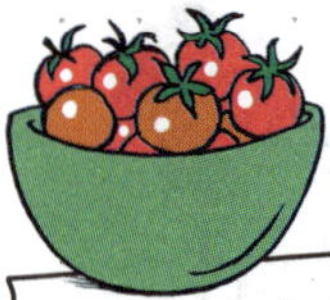

Méfiez-vous des chewing-gums (même sans sucre) : ils font passer l'envie de manger pendant quelques minutes mais ouvrent l'appétit ensuite !

Vous avez pris une collation… mais vous avez encore envie de manger ? Voici quelques astuces pour résister…

Sirotez un thé ou une tisane : l'organisme a besoin d'un peu de temps avant d'envoyer le signal de satiété (environ 20 minutes).

Brossez-vous les dents : c'est radical !

Grignotez des tomates cerise, des radis, des bâtonnets de carotte… aucune conséquence sur la ligne !

Mes petits encas vitaminés

Et si vous en profitiez pour joindre l'utile à l'agréable en choisissant un encas riche en éléments nutritifs qui boostent la mémoire et la concentration… histoire d'être (encore) plus performante dans votre vie de femme active ?

Top 3 des encas spécial tonus

1. **1 thé vert + 3 noix + 2 abricots secs** (magnésium, oméga-3, caféine et composés antioxydants)
2. **1 carré de chocolat noir à 70 % de cacao + 1 ramequin de framboises ou de myrtilles** (composés antioxydants et théobromine, une substance présente dans le cacao qui agit comme un véritable antidépresseur)
3. **1 tasse de maté + 1 tranche de pain de seigle complet + beurre** (caféine et glucides lentement assimilés).

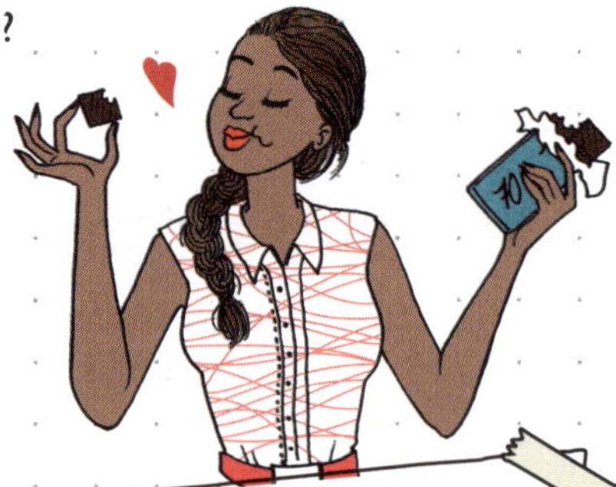

Pensez à adapter le repas suivant en réduisant votre portion de pain ou de fruits !

Je mange quoi le matin ?

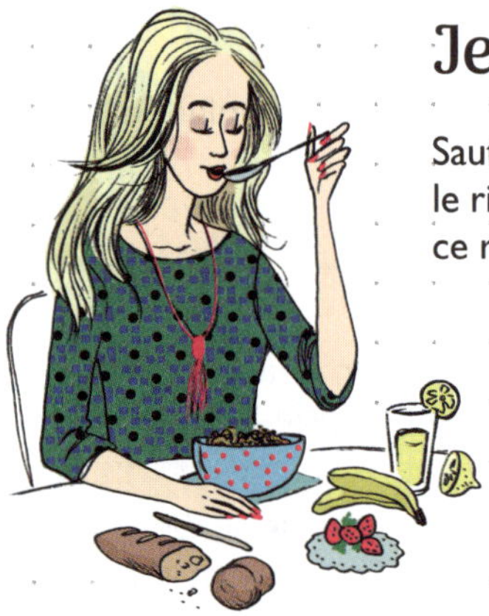

Sauter le petit déjeuner, c'est s'exposer aux fringales et prendre le risque de grignoter dans la journée. Ne faites pas l'impasse sur ce repas important ! Idéalement, le petit déjeuner est composé :

- d'une boisson sans sucre pour s'hydrater (thé, café, maté, eau) ;
- d'un produit céréalier (pain ou biscottes complets, müesli sans sucre) avec un peu de beurre (ou de margarine) ;
- d'un produit laitier : yaourt nature ou fromage blanc (ou yaourt au soja ou autres protéines : 1 tranche de jambon, 1 œuf)
- d'un fruit (à conserver éventuellement pour une collation)

Vous n'avez pas faim le matin ? Emportez une collation à consommer dans la matinée.

Mes petits déjeuners complets et équilibrés

Express :	Gourmand :	Sans gluten ni lactose :
○ Thé vert ○ 30 g de müesli sans sucre + 1 fromage blanc nature + 1 poignée de fruits rouges	○ 1 tasse de lait + cacao sans sucre +/– 1 petite c. à c. de sirop d'agave ○ 2 crêpes (voir recette ci-après)	○ Thé glacé au citron ○ 30 g de flocons de sarrasin ou de quinoa ○ 1 yaourt au soja + ½ banane + 1 c. à s. de noisettes concassées
Sportif : ○ Café noir ○ 50 g de pain de seigle complet + beurre ○ 1 tranche de jambon blanc ○ 2 abricots secs	**À emporter (salé) :** ○ Thermos de thé à la menthe ○ 50 g de pain complet + 30 g de fromage (comté, emmental, chèvre…)	**À emporter (sucré) :** ○ 1 petite bouteille d'eau + jus de citron ○ 4 biscuits type Petit Beurre® ○ 1 compote à boire sans sucre ajouté

Crêpes légères (pour 12 crêpes environ)

Mettez 250 g de farine intégrale dans un saladier (farine T150 de blé ou d'épeautre). Ajoutez 3 œufs, 50 g de sirop d'agave ou de sucre de coco, 1 c. à s. de rhum (facultatif) et 1 pincée de sel. Mélangez et versez progressivement 50 cl de lait demi-écrémé en battant avec un fouet. Incorporez 1 c. à s. d'huile de tournesol. Laissez la pâte reposer pendant 1 h au réfrigérateur, puis faites cuire les crêpes dans une poêle antiadhésive que vous aurez graissée à l'aide d'un pinceau alimentaire ou d'un papier absorbant.

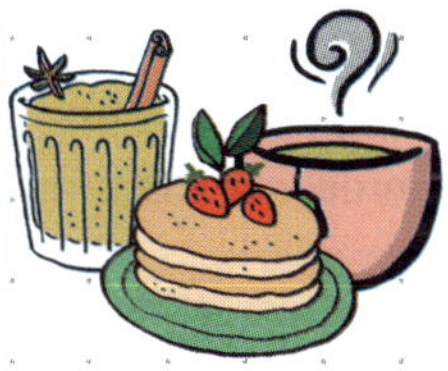

Mes menus complets et légers

Vous êtes végétarienne ?
Remplacez les viandes et poissons par des œufs, du tofu (nature, fumé, aux herbes), des steaks de soja ou, de temps en temps, par 100 g de légumes secs cuits (lentilles, pois chiches, haricots rouges…).

C'est parti pour 3 semaines de menus très simples, complets et légers comprenant systématiquement un goûter afin de réduire vos envies de grignoter. Le déjeuner ou le dîner sont donc adaptés en conséquence. Les recettes sont données pour 1 personne (sauf indication contraire).

Si vous n'aimez pas certains aliments, switchez-les !

JE PEUX REMPLACER…	PAR…
Un légume (cru ou cuit)	Un autre légume (cru ou cuit)
Le poisson	De la viande ou des œufs
1 fruit	Un autre fruit (en fonction de la saison) ou 1 compote
1 yaourt	1 fromage blanc ou 2 petits-suisses ou 30 g de fromage (pas plus d'1 fois par jour !) ou 1 yaourt au soja nature
Le pain (50 g)	Des biscottes complètes (4) ou une portion de féculents (150 g cuit)

1re semaine

Mes astuces anti-fringales

Les premiers jours d'un programme minceur sont les plus difficiles : votre estomac doit s'habituer à recevoir moins de nourriture (ou moins souvent !). Pensez donc à choisir le plus souvent possible du pain complet (du vrai, pas du pain qui ne contient que 20 à 30 % de farine complète). Si vous avez un congélateur, achetez-le en tranches et congelez-le : vous pouvez ainsi sortir la quantité nécessaire pour vos repas (ainsi pas de tentation ni de gaspillage !).
Quand vous achetez du riz, de la semoule ou des pâtes, privilégiez les versions semi-complètes : riches en fibres, ces produits sont assez proches d'un point de vue gustatif de leurs homologues standards.
Privilégiez les aliments qui nécessitent beaucoup de mastication (effet coupe-faim garanti !) : pomme, carottes râpées, radis…

Les quantités de féculents sont donnés **en poids cuit !**
Pour obtenir 150 g de pâtes, riz, semoule…, faites-en cuire 50 g crus.

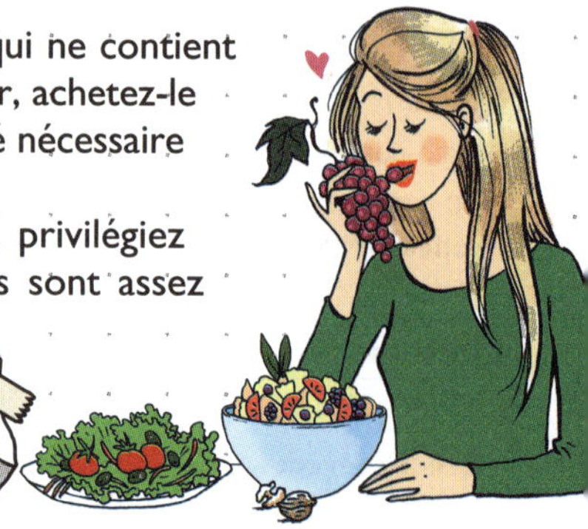

À la fin de chaque semaine, pensez à réaliser votre bilan minceur (voir p. 83).

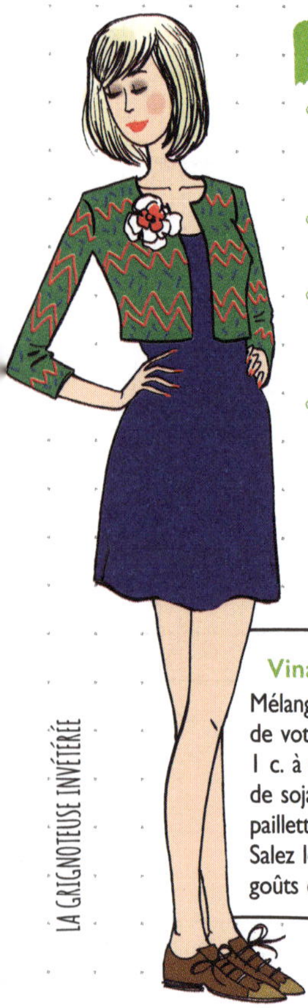

Jour 1

DÉJEUNER

- Salade de tomates + 1 portion de vinaigrette légère
- 100 g de blanc de poulet au gril
- 150 g de spaghettis semi-complets + 1 noisette de beurre
- 1 fromage blanc + 1 compote sans sucre ajouté

GOÛTER

- 1 yaourt nature (+ 1 c. à s. de son d'avoine en cas de faim)

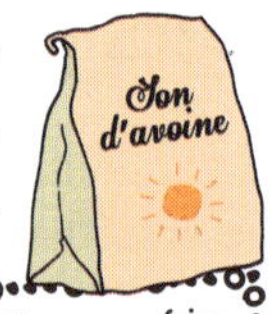

Le son d'avoine a un effet coupe-faim assez élevé : intégrez 1 c. à s. dans un laitage nature, puis buvez un grand verre d'eau. Ses fibres vont gonfler et vous rassasier durablement.

DÎNER

- 2 tranches de jambon blanc dégraissé
- Salade de mâche, radis émincés et carottes râpées + 1 à 2 portions de vinaigrette légère
- 1 pomme
- 50 g de pain complet

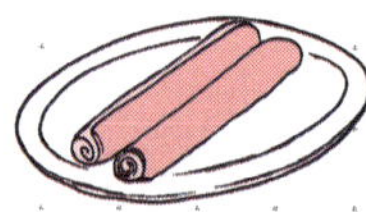

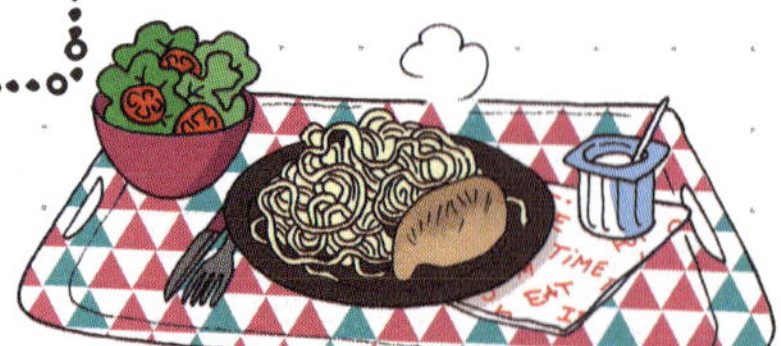

Vinaigrette légère (pour 1 portion)

Mélangez ½ c. à c. de moutarde avec 1 c. à c. de vinaigre de votre choix (cidre, vin, balsamique…). Incorporez 1 c. à c. d'huile (colza ou olive) et 1 c. à s. de lait (de vache, de soja…). Ajoutez enfin 1 c. à c. de levure de bière en paillettes (l'ingrédient magique qui fait toute la différence !). Salez légèrement, poivrez, mélangez et intégrez selon vos goûts ciboulette ciselée, ail ou échalote hachés…

Vous n'aimez pas les laitages sans sucre ?
Mangez-les avec une compote sans sucre ajouté ou ajoutez-y 1 c. à c. maximum de sucre naturel (sirop d'agave, par exemple).

Jour 2

Déjeuner

- 150 g de taboulé du traiteur
- 1 steak haché à 5 % de MG cuit au gril
- Fenouil braisé
- 1 yaourt brassé nature

Goûter

- 1 pomme

Dîner

- 1 grande salade composée de : concombre, tomate, 150 g de blé, 5 bâtonnets de surimi coupés en cubes, 50 g de thon au naturel émietté, 30 g de comté coupé en dés + 1 à 2 portions de vinaigrette légère
- 1 poire

150 g de taboulé tout prêt du commerce contiennent presque l'équivalent d'1 c. à s. d'huile. Ajoutez ensuite le moins de matière grasse possible à votre repas !

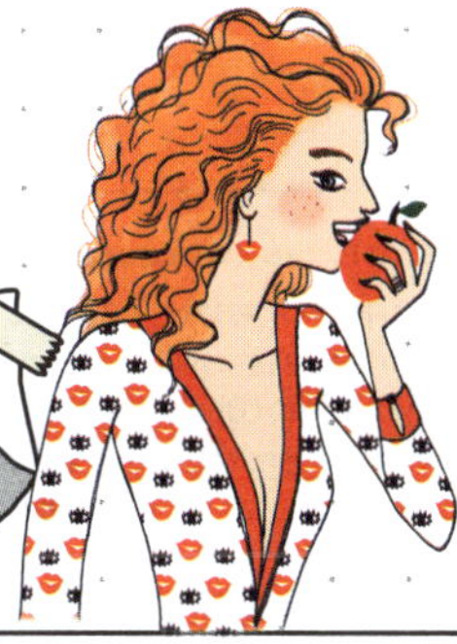

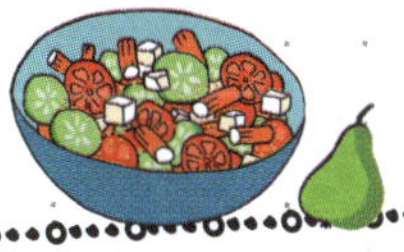

Fenouil braisé

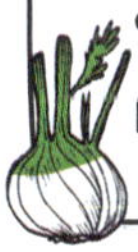

Lavez et coupez les extrémités de 2 bulbes de fenouil, puis émincez-les. Faites chauffer 1 c. à c. d'huile d'olive dans une poêle antiadhésive, puis ajoutez les fenouils émincés. Faites dorer légèrement, puis salez, poivrez et laissez cuire à feu doux pendant 25 à 30 min à couvert (ajoutez quelques cuillerées à soupe d'eau en cours de cuisson pour éviter que ça colle).

Si vous le souhaitez, vous pouvez diviser par deux la quantité de blé dans la salade et compléter avec une tranche de pain complet.

Jour 3

Déjeuner

- Fast-food avec les bons combos (sans exploser le quota de graisses) :

  1 hamburger avec fromage
  + 1 salade de crudités
  + 1 compote à boire

  OU

  1 wrap ou 6 nuggets + 1 salade de crudités + 1 yaourt à boire

Goûter

- 1 bon bol de fraises (250 g)

Dîner

- Salade du Sud-Ouest + 1 à 2 portions de vinaigrette légère
- 2 petits-suisses nature
- 50 g de pain complet

Vous pouvez aussi sortir votre joker (1 fois dans la semaine) et manger davantage. Vous y avez droit !

N'oubliez pas : tous les légumes sont à volonté… mais pas la vinaigrette !

Fast-food fan

Vous mangez au fast-food ? Pour éviter les excès de graisses, essayez dans la mesure du possible de respecter l'équilibre alimentaire. Pour ceci, décomposez les plats afin de mieux structurer votre repas…

Hamburger = pain + viande +/– fromage
Nuggets = viande + féculents (panure) + graisses (friture)
Frites ou potatoes = féculents + graisses (friture)
Petite salade = légumes + graisses (vinaigrette)
Compote à boire ou salade de fruits = fruit

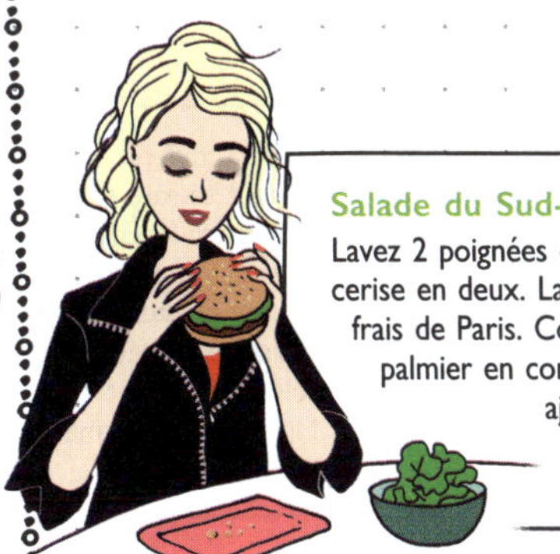

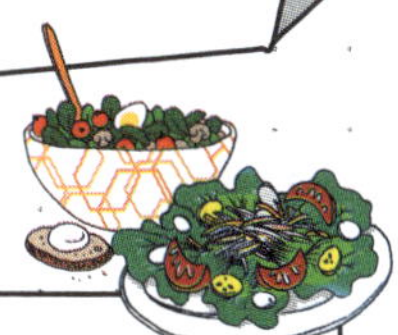

Salade du Sud-Ouest

Lavez 2 poignées de mâche. Coupez 1 dizaine de tomates cerise en deux. Lavez et émincez 3 ou 4 champignons frais de Paris. Coupez en tronçons 2 ou 3 cœurs de palmier en conserve. Mélangez tous les légumes, puis ajoutez 50 g de magret fumé et séché en tranches (enlevez le gras visible) et 1 œuf dur coupé en quatre.

Jour 4

DÉJEUNER

Vous emportez souvent votre déjeuner au boulot ? Voici un repas facile à glisser dans votre lunch-box et rassasiant pour toute l'après-midi…

- Salade de quinoa (150 g), truite fumée émincée (1 tranche) et concombre coupé en très petits cubes + 1 portion de vinaigrette légère
- 1 part de clafoutis de courgettes (délicieux tiède ou froid)
- 1 banane

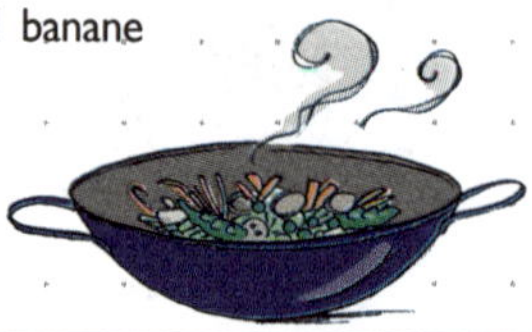

GOÛTER

- 1 fromage blanc nature + 5 amandes

DÎNER

- Wok de crevettes aux légumes
- 150 g de riz basmati semi-complet
- ½ mangue

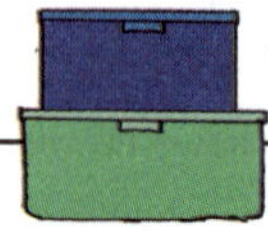

Clafoutis de courgettes (pour 4 personnes)

Préchauffez votre four à 180 °C (th. 6) et huilez un plat à gratin à l'aide d'un pinceau alimentaire. Lavez 3 courgettes, enlevez les extrémités, puis épluchez-les et coupez-les en petits cubes. Faites-les cuire dans le panier d'un autocuiseur pendant 3 min après rotation de la soupape. Cassez 3 œufs dans un saladier. Battez-les en omelette, puis ajoutez 20 cl de lait. Salez et poivrez. Versez les courgettes dans un plat à gratin antiadhésif et ajoutez 100 g de chèvre frais émietté (type Petit Billy®). Saupoudrez de basilic surgelé et versez dessus le mélange d'œufs et de lait. Enfournez pour 40 min environ. Dégustez chaud, tiède ou froid.

Wok de crevettes aux légumes

Épluchez et émincez ½ oignon. Lavez et coupez 1 poivron en lamelles. Faites chauffer 1 c. à c. d'huile dans un wok ou une poêle et ajoutez les légumes. Faites sauter pendant 10 min à feu moyen en mélangeant bien, puis intégrez 100 g de crevettes décortiquées et 1 c. à s. de sauce soja. Poursuivez la cuisson pendant quelques minutes supplémentaires. Décorez de coriandre fraîche et servez.

Jour 5

DÉJEUNER

- Salade de pois chiches (80 g en conserve), maquereau (1 filet en conserve), oignon blanc, endive + 1 à 2 portions de vinaigrette légère
- 30 g de crottin de chèvre
- 1 poire
- 25 g de pain complet

GOÛTER

GOÛTER GÉANT SPÉCIAL FRINGALE

- 150 g de fromage blanc nature + 30 g de müesli sans sucre + 100 g de framboises fraîches ou décongelées + 1 c. à s. de pistaches concassées

DÎNER

DÎNER LÉGER

- 1 bol de gaspacho de légumes
- 1 tranche de jambon de poulet
- 1 fine tranche de pain complet (20 g)
- 1 thé ou 1 infusion de votre choix sans sucre

Quand vous avez encore faim en fin de repas et que vous êtes tentée de grignoter un petit quelque chose, prenez un thé ou une infusion : cela remplit l'estomac et constitue un coupe-faim efficace.

Gaspacho de légumes

Lavez 1 tomate et ¼ de poivron rouge, puis coupez-les en morceaux. Épluchez ¼ de concombre et coupez-le en cubes. Mettez le tout dans le bol d'un mixeur, ajoutez 25 g de fromage frais, 2 pincées de sel, 1 c. à s. de vinaigre balsamique et 1 c. à c. d'huile d'olive. Mixez le tout finement et consommez bien frais.

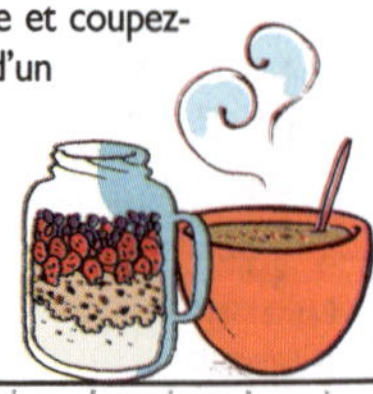

Jour 6

DÉJEUNER

- Papillote express de saumon et germes de soja
- 1 yaourt nature + 1 compote sans sucre ajouté
- 50 g de pain complet

GOÛTER

- 1 crêpe (voir recette p. 29) + 2 c. à s. de coulis de framboises

DÎNER

- Salade grecque + 2 œufs durs
- 1 banane
- 25 g de pain complet

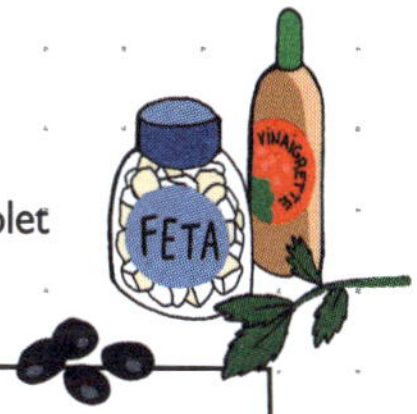

Papillote express de saumon et germes de soja

Déposez 100 à 150 g de germes de soja (frais ou en conserve) dans un récipient allant au four à micro-ondes (en verre de préférence). Déposez par-dessus 1 pavé de saumon frais ou décongelé. Salez, poivrez et ajoutez quelques graines de fenouil (facultatif). Couvrez avec une cloche et faites cuire pendant 5 min environ à puissance moyenne.

Coulis de framboises

Mixez 200 g de framboises fraîches ou décongelées avec 2 c. à s. de jus de citron, 2 c. à s. d'eau et 30 g de sirop d'agave. Filtrez au chinois si vous voulez obtenir un coulis bien lisse, sans les petites graines. Ce coulis se conserve 4 à 5 jours au réfrigérateur. Vous pouvez l'utiliser pour agrémenter les laitages nature.

Salade grecque

Lavez et coupez en morceaux 1 belle tomate bien mûre. Épluchez et coupez en morceaux ¼ de concombre (ou davantage si vous avez très faim). Ajoutez 25 g de feta, 3 olives noires hachées grossièrement et 1 portion de vinaigrette légère. Décorez avec des feuilles de menthe ciselées.

Pour vous simplifier la préparation des repas, pensez à la cuisine au four à micro-ondes, qui vous fait gagner un temps précieux ! Vous pouvez y cuire les filets de poisson et les légumes frais ou surgelés nature (courgettes coupées en morceaux, épinards en branches, brocoli en fleurettes…). Il vous suffit ensuite d'ajouter un peu de sel et de crème légère ou un petit filet d'huile… et votre repas équilibré est prêt en quelques minutes seulement !

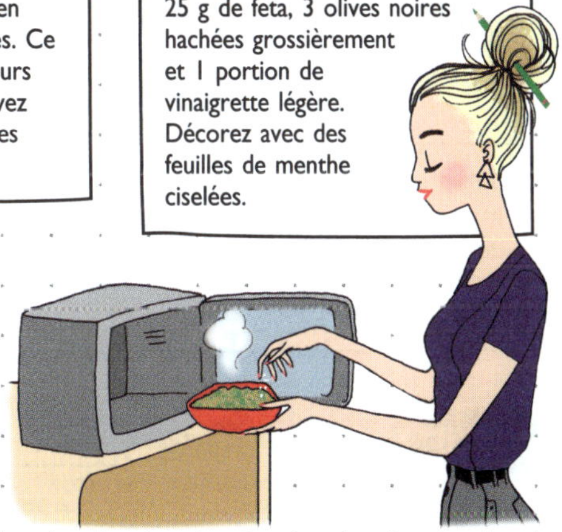

Jour 7

DÉJEUNER

- Tomates cerise à la croque
- Salade de lentilles (150 g en conserve) + 30 g de gouda + 1 à 2 portions de vinaigrette légère
- 2 tranches de rôti de porc froid
- 1 compote de pommes

Je n'ai pas le temps (ou l'envie…) de cuisiner !

Quand vous n'avez pas le temps de cuisiner, pensez aux conserves (lentilles, pois chiches au naturel, haricots verts…), et aux bols de légumes vapeur surgelés. Pour les protéines, choisissez du jambon blanc ou du rôti de porc froid, des sardines au citron, du tofu aux herbes (très bon en salade ou intégré à des légumes sautés). Complétez avec un peu de pain complet, un fruit et du fromage ou un laitage. C'est prêt !

GOÛTER

- 1 faisselle nature + 2 c. à s. de coulis de framboises

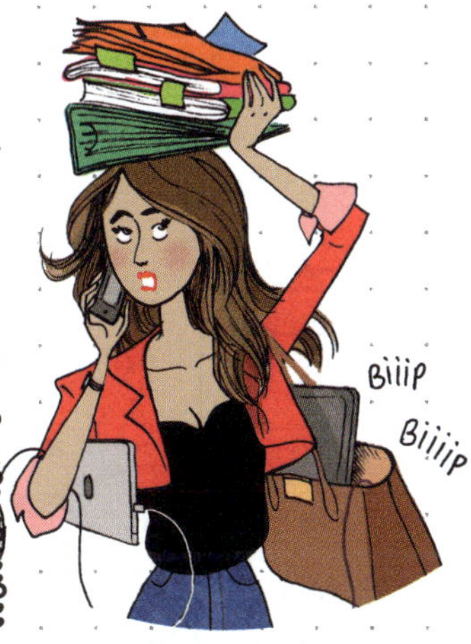

DÎNER

- Bol vapeur de légumes variés (surgelé) + 100 g de tofu au basilic coupé en cubes + 150 g de quinoa (sachet à mettre au micro-ondes et prêt en 2 minutes)
- 1 bol de fraises bien parfumées (250 g)

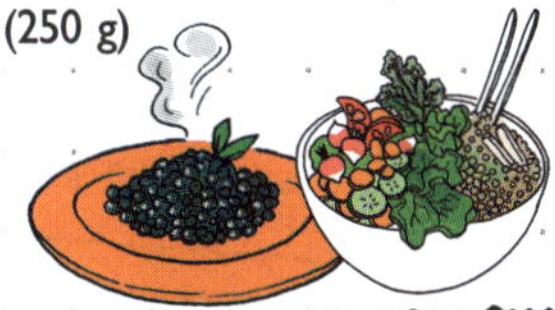

Vous pouvez utiliser les sachets de céréales cuites prêtes à déguster (quinoa, boulgour, mélange de riz rouge, blé et lentilles…) qu'on trouve en rayon bio. Ces préparations contiennent déjà du sel et des matières grasses. Tenez-en compte et évitez d'en rajouter !

2e semaine

Jour 1

DÉJEUNER

- Salade niçoise + 1 portion de vinaigrette légère
- ¼ de melon
- 50 g de pain complet

GOÛTER

- 1 smoothie fait avec 1 yaourt nature + 1 pêche bien mûre épluchée et mixée

DÎNER

- Concombre + 1 portion de sauce crudités
- Rumsteck grillé + moutarde
- 150 g de spaghettis semi-complets + 1 c. à s. d'huile d'olive + 1 c. à s. de parmesan râpé
- 1 compote sans sucre ajouté

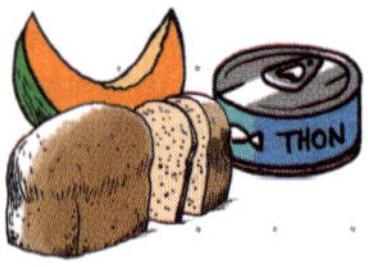

Ce n'est pas (encore) la saison du melon ? Choisissez un autre fruit : ¼ de melon = 1 pomme, 1 poire, 1 orange, 1 banane moyenne OU 2 kiwis, 2 clémentines OU ½ pamplemousse OU ¼ d'ananas OU ½ mangue OU 250 g de fraises.

Sauce crudités (pour 1 portion)

Mélangez ½ yaourt (de vache ou de soja) ou ½ fromage blanc avec ½ c. à c. de moutarde. Salez, poivrez, puis ajoutez 1 c. à c. de jus de citron et des fines herbes de votre choix : ciboulette, estragon, basilic, menthe… Cette sauce ne contient pas de matière grasse ajoutée !

Salade niçoise (pour 2 personnes)

Rincez une petite boîte de haricots verts au naturel. Égouttez 1 petite boîte de thon au naturel et émiettez-le. Ajoutez 2 tomates coupées en quartiers, 2 œufs durs coupés en quatre, 6 petits filets d'anchois et 6 olives noires détaillées en petits morceaux.

Jour 2

DÉJEUNER

- Salade de jeunes fèves crues, cœurs d'artichauts (en conserve), mâche, tomates cerise + 2 portions de vinaigrette légère
- 100 g de poulet rôti chaud ou froid (sans la peau)
- Pomme cuite express
- 50 g de pain complet

GOÛTER

- 2 petits-suisses nature

Les petits-suisses ont un fort pouvoir rassasiant grâce à leur teneur en protéines élevée (environ 10 %) et à leur texture dense, le tout pour seulement 88 kcal aux 100 g si vous les choisissez à 3,8 % de MG.

DÎNER

- Salade verte, ½ avocat coupé en cubes, copeaux de parmesan (20 g) + 1 portion de vinaigrette légère
- Omelette aux fines herbes (avec 2 œufs)
- 1 bol de fraises (250 g)
- 50 g de pain complet

L'avocat est déjà riche en graisses (15 %). Même s'il s'agit de bonnes graisses végétales, réduisez un peu la quantité de matière grasse ajoutée (1 seule portion de vinaigrette légère).

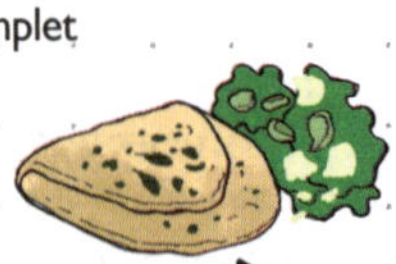

Vous avez envie de changer du pain complet ? Remplacez-le par 50 g de pain de campagne **au levain** ou par 4 biscottes complètes.

Pomme cuite express

Épluchez et coupez en lamelles 1 pomme golden. Saupoudrez-la d'1 c. à c. de poudre d'amandes et d'1 pincée de cannelle et mettez-la dans un récipient allant au micro-ondes. Couvrez et faites cuire à pleine puissance pendant 5 min. Dégustez aussitôt.

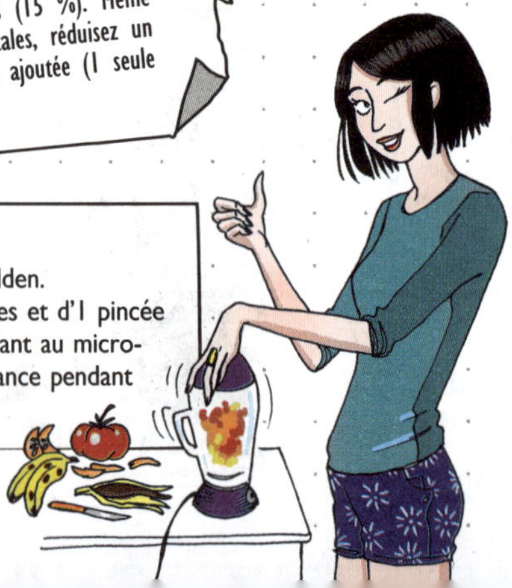

Jour 3

Déjeuner

- Salade de pommes de terre (150 g), dés de jambon blanc, tomate, concombre, radis et cornichons émincés + 2 portions de vinaigrette légère
- 1 fromage blanc nature
- 1 poire

Goûter

- 2 biscottes complètes légèrement beurrées

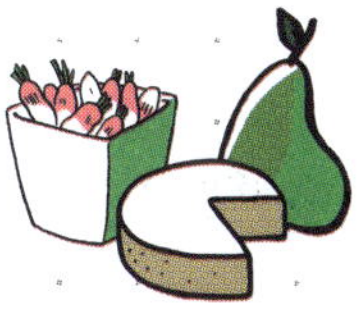

Dîner

- Tartines d'aubergine à la bolognaise
- 80 g de riz basmati semi-complet +/– 1 c. à c. d'huile d'olive
- 1 tranche de pastèque (200 g épluchée)

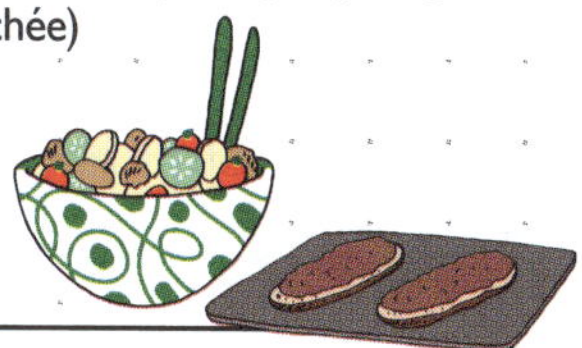

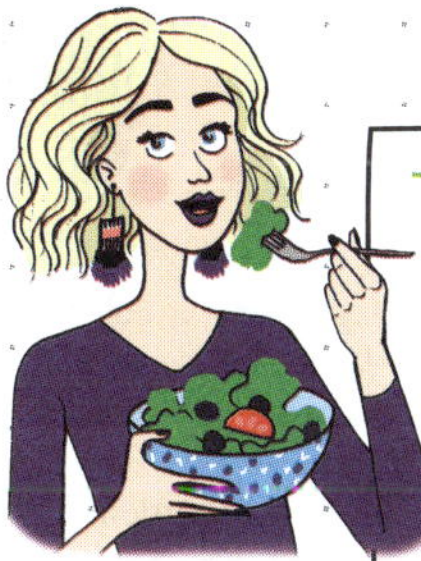

Tartines d'aubergine à la bolognaise

Lavez et coupez 1 aubergine en tranches d'environ 1 cm d'épaisseur et faites-les cuire pendant 20 min au four à 180 °C (th. 6). Pendant ce temps, émincez 1 échalote et coupez 1 tomate. Faites-les revenir à la poêle avec 1 c. à c. d'huile d'olive pendant 5 min, puis ajoutez 1 petit steak haché à 5 % de MG, en morceaux. Salez, poivrez et laissez cuire 5 min supplémentaires. Déposez ce mélange sur les tranches d'aubergine, ajoutez 30 g de fromage râpé ou de parmesan. Enfournez à nouveau pour 10 min.

Jour 4

Déjeuner

- Asperges (en conserve) + 1 portion de sauce crudités
- Spaghettis à la carbonara
- 1 pomme

Goûter

- 1 verre de lait (de vache, de soja, d'amande…) sans sucre ajouté (15 cl)
- 5 amandes

La macédoine de légumes est un mélange de légumes verts et de légumes secs. Réduisez donc votre portion de féculents à 100 g. Vous pouvez la choisir surgelée (nature, à cuire) ou en conserve (au naturel).

Dîner

- 100 g de macédoine de légumes (en conserve) + 1 portion de sauce crudités
- 150 g de dos de cabillaud au four + lit de tomates
- 100 g de semoule complète
- ¼ d'ananas

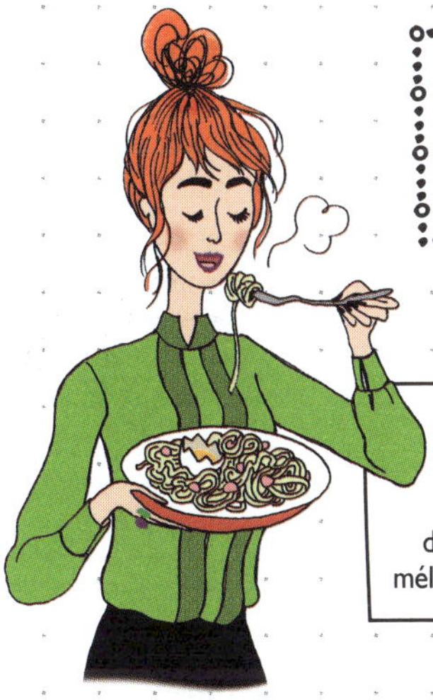

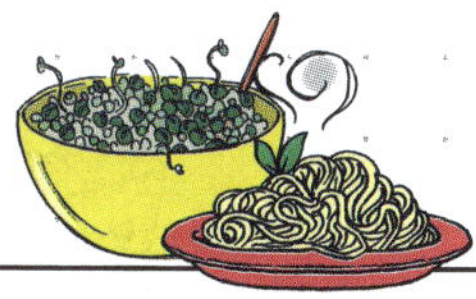

Spaghettis à la carbonara

Faites cuire *al dente* 50 g de spaghettis semi-complets, puis égouttez-les et mettez-les dans un récipient allant au four à micro-ondes. Ajoutez 100 g d'allumettes de bacon ou de jambon et 2 c. à s. de crème légère. Salez légèrement, mélangez et faites chauffer pendant 1 à 2 min. C'est prêt !

Jour 5 VEGGIE DAY !

DÉJEUNER

- Wok de courgettes au tofu
- 150 g de boulgour
- 1 nectarine

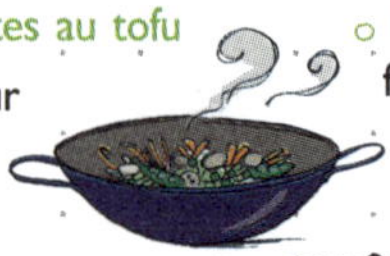

GOÛTER

- 1 yaourt nature + 100 g de fraises coupées en morceaux

DÎNER

- Veggie bowl
- 1 compote sans sucre ajouté
- 25 g de pain complet grillé

Notre consommation de protéines animales est souvent excédentaire ; pensez donc à insérer de temps en temps une journée végétarienne en cuisinant des protéines végétales : tofu, steak de soja, lentilles, haricots rouges… ou des œufs !

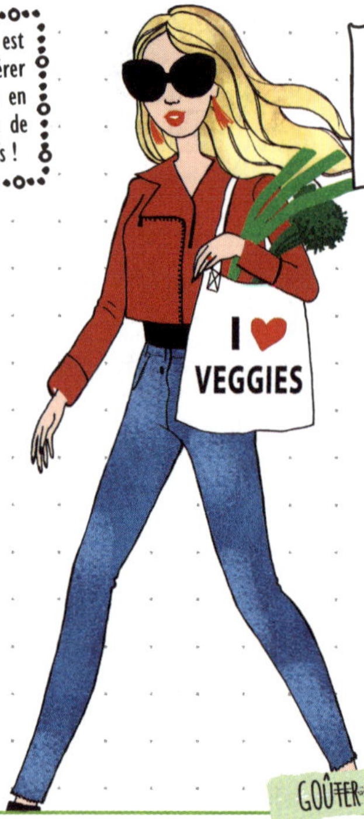

Si vous n'aimez pas le tofu, remplacez-le par 1 steak végétarien du commerce et réduisez votre consommation de boulgour à 100 g cuit (soit 35 g sec).

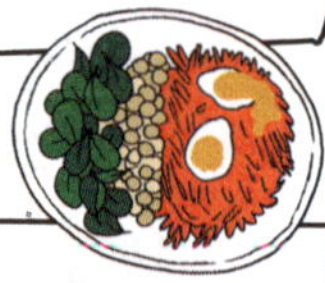

Wok de courgettes au tofu

Épluchez et coupez en cubes 1 belle courgette. Épluchez et émincez 1 échalote ou ½ oignon. Mettez 1 c. à s. d'huile de tournesol ou d'olive dans un wok (ou une poêle) et ajoutez les légumes. Faites sauter à feu vif pendant 5 min sans cesser de mélanger. Intégrez 100 g de tofu (nature, fumé, aux herbes…) coupé en cubes et 1 c. à s. de sauce soja. Baissez le feu et poursuivez la cuisson pendant encore 5 min.

Veggie bowl

Mélangez dans un joli bol un peu large 80 g de pois chiches en conserve, 1 belle poignée de mâche et 30 g de feta coupée en petits cubes. Ajoutez dans un coin 1 œuf mollet (cuit 5 min) coupé en deux et 3 c. à s. de carottes râpées dans un autre coin. Versez par-dessus 1 portion de vinaigrette légère et 1 c. à s. de graines de tournesol décortiquées préalablement grillées à la poêle (facultatif).

Jour 6

DÉJEUNER

- Radis à la croque au sel
- 100 g d'escalope de veau poêlée
- 100 g de riz basmati semi-complet + 1 c. à c. d'huile d'olive
- Poire au four au müesli et chocolat

GOÛTER

- 1 faisselle nature + 1 c. à c. de miel d'acacia

DÎNER

- 20 cl de gaspacho du commerce
- 1 à 2 tranches de rôti de dinde froid (rayon charcuterie)
- Salade verte + 30 g de comté coupé en morceaux + 1 portion de vinaigrette légère
- 2 abricots
- 50 g de pain complet

Le miel d'acacia possède un index glycémique bas : son impact sur le taux de sucre sanguin est faible, ce qui limite les envies de sucré 1 heure après sa consommation !

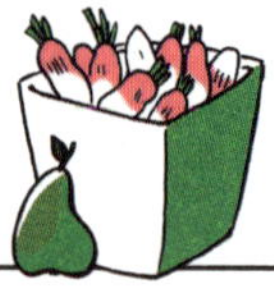

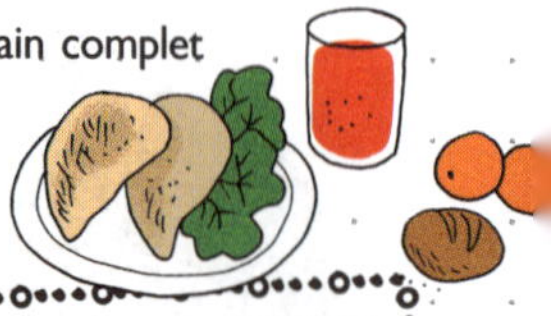

Poire au four au müesli et chocolat

Épluchez 1 poire bien mûre et coupez-la en deux dans le sens de la longueur. Ôtez le trognon, puis déposez les 2 demi-poires dans un plat allant au four. Ajoutez 2 carrés de 5 g de chocolat noir à 70 % de cacao au centre des poires et 1 c. à s. de müesli sans sucre par-dessus. Enfournez en position gril pour 5 min et dégustez aussitôt.

On trouve dans le commerce d'excellents gaspachos de légumes pauvres en graisses au rayon frais : ils affichent généralement moins de 6 g de graisses par portion de 20 cl.

Jour 7

DÉJEUNER

- ½ pamplemousse
- Papillote de lieu noir
- 150 g de quinoa
- Fromage blanc nature

GOÛTER

- 1 ramequin de fruits rouges (cassis, framboises, fraises, myrtilles…)

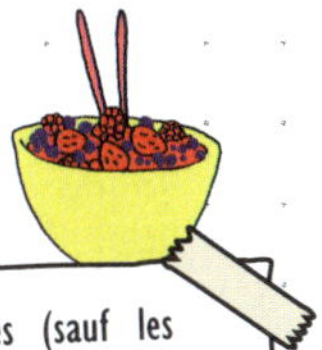

Les fruits rouges (sauf les cerises) sont pauvres en sucre. Vous pouvez en manger 200 à 250 g !

DÎNER

- Salade composée : salade verte, champignons de Paris émincés, tomates cerise, 100 g de foies de volaille poêlés (conservés en confit, bien égouttés) + 1 portion de vinaigrette légère
- 1 yaourt nature
- 50 g de pain complet

Pensez à boire suffisamment dans la journée : 1,5 litre (eau plate, gazeuse, thé glacé…) minimum !

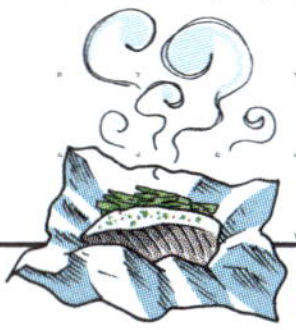

Papillote de lieu noir

Épluchez 1 oignon et émincez-le. Lavez 1 belle tomate (ou 2 petites) et coupez-la en rondelles. Déposez les oignons et les tomates au centre d'une feuille de papier sulfurisé. Posez un filet de lieu noir d'environ 150 g par-dessus, salez, poivrez, ajoutez 1 c. à s. d'huile d'olive et fermez la papillote hermétiquement. Faites cuire au four à 180 °C (th. 6) pendant 20 min environ (vérifiez la cuisson avec un couteau).

Les produits confits (foies de volaille, gésiers…) doivent être bien égouttés avant d'être réchauffés à la poêle. Déposez-les ensuite sur du papier absorbant pour enlever l'excès de graisse !

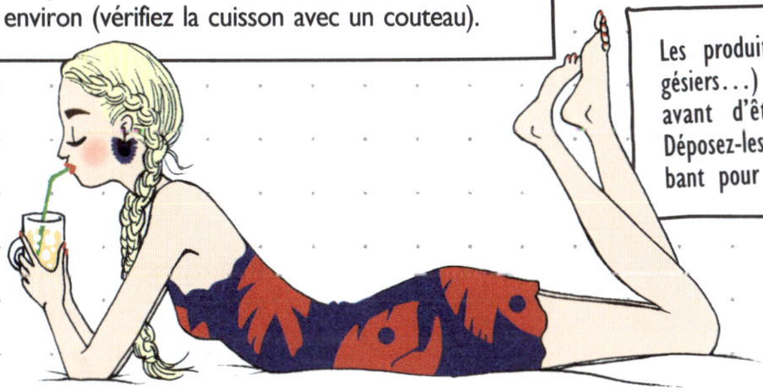

3e semaine

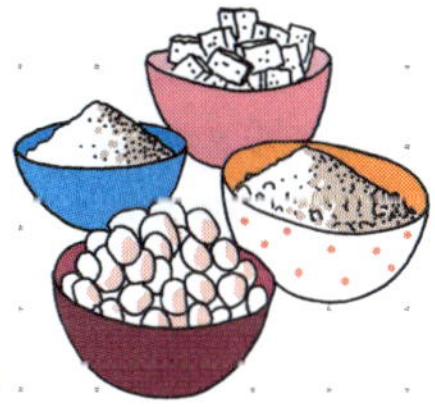

2 semaines déjà que vous suivez ce programme minceur. Bravo pour tous vos efforts, soyez fière de vous ! La 3e semaine est parfois un peu plus difficile. C'est en effet à ce moment-là que le fameux « coup de mou » peut se ressentir : le poids qui stagne, la tablette de chocolat (bien cachée au fond du placard) qui vous appelle… N'oubliez surtout pas vos objectifs ! Ne lâchez rien !

Jour 1

DÉJEUNER

- Sandwich

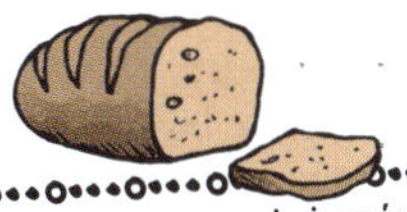

Vous partez faire les magasins toute la journée ? Vous n'avez pas prévu votre déjeuner ? Voici comment équilibrer un repas-sandwich…
1 sandwich = des féculents (pain) + protéines (poulet, jambon, thon, œuf…) + matière grasse (beurre, mayonnaise) +/– produit laitier (fromage)
Préférez les sandwichs simples (jambon-gruyère, poulet-crudités, thon-crudités), si possible avec du pain de campagne (pain aux céréales, farine bise…). N'oubliez pas de boire de l'eau plate ou gazeuse.
Le sandwich, même riche en féculents puisqu'il contient l'équivalent d'½ baguette, ne rassasie pas très longtemps ! Accordez-vous une collation en arrivant chez vous. Et même s'il contenait des crudités, votre sandwich n'était pas très riche en légumes… Palliez donc ce manque au dîner.

GOÛTER

- 1 yaourt nature
- 1 fruit frais de saison

DÎNER

- Salade verte + 1 portion de vinaigrette légère
- Côte de porc dégraissée grillée + 1 c. à c. de moutarde
- Haricots verts poêlés + 1 c. à c. d'huile d'olive
- 1 pomme

Vous avez mangé beaucoup de pain au déjeuner, évitez d'en consommer au dîner !

Jour 2

DÉJEUNER

- Tomates cerise à la croque
- 1 tranche de gigot d'agneau (100 g) poêlée (ôtez le « gras visible »)
- 150 g de flageolets au naturel (en conserve) + 1 noisette de beurre
- 3 tranches d'ananas au naturel (conserve)

GOÛTER

- 2 petits-suisses nature + 4 à 5 fraises coupées en morceaux

DÎNER

- 2 œufs durs
- Purée de céleri nature (surgelée) + 2 c. à s. de crème légère ou de soja
- 1 yaourt nature + 1 compote sans sucre ajouté
- 50 g de pain complet

Bien choisir les conserves

Les conserves, ça dépanne bien ! Choisissez toujours les légumes verts et secs « au naturel » : haricots verts, petits pois, haricots rouges, pois chiches, flageolets… Ils ne contiennent pas de graisses ajoutées ! Vous pouvez aussi prendre les fruits « au naturel », qui sont des fruits cuits et conservés dans un jus de fruits, bien moins sucrés que leurs homologues « au sirop » !

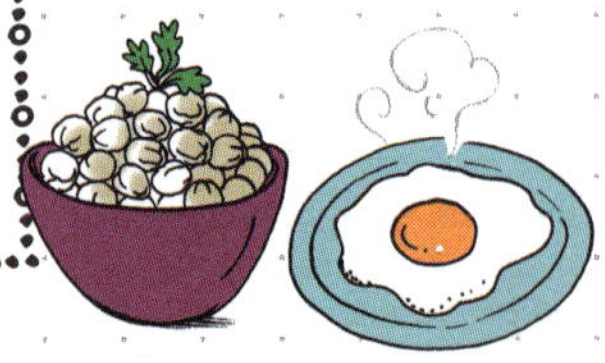

Jour 3

DÉJEUNER

- Salade vitaminée : cœurs de palmier, mâche, 50 g de crevettes cuites, 50 g de noix de pétoncle poêlées, 1 kiwi coupé en morceaux + 1 à 2 portions de vinaigrette légère
- 30 g de camembert
- 50 g de pain complet
- 1 thé vert

GOÛTER GOURMAND **GOÛTER**

- 1 thé sans sucre
- 2 à 3 biscuits sablés

DÎNER

- 100 g de blanc de poulet grillé
- Ratatouille express
- 1 yaourt nature
- ¼ de melon
- 25 g de pain complet

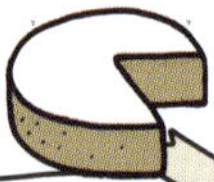

Contrairement à une idée reçue, le camembert (22 à 25 % de MG) est moins gras que le gruyère (28 à 30 % de MG) !

Biscuits sablés (pour environ 25 pièces)

Mettez 150 g de farine intégrale (T150) dans un saladier. Ajoutez 60 g de sucre naturel (complet, coco…), 1 bonne pincée de sel et 1 gros œuf. Mélangez, puis incorporez 60 g de beurre coupé en petits morceaux. Malaxez du bout des doigts. Formez une boule (ajoutez 1 c. à s. d'eau si besoin) et laissez reposer la pâte au réfrigérateur pendant 30 min. Étalez la pâte au rouleau sur un plan de travail fariné et formez vos biscuits avec un emporte-pièce ou avec un verre. Déposez vos biscuits sur une plaque recouverte de papier sulfurisé et enfournez à 180 °C (th. 6) pour 15 min environ. Ces biscuits se conservent 1 semaine dans un récipient bien fermé.

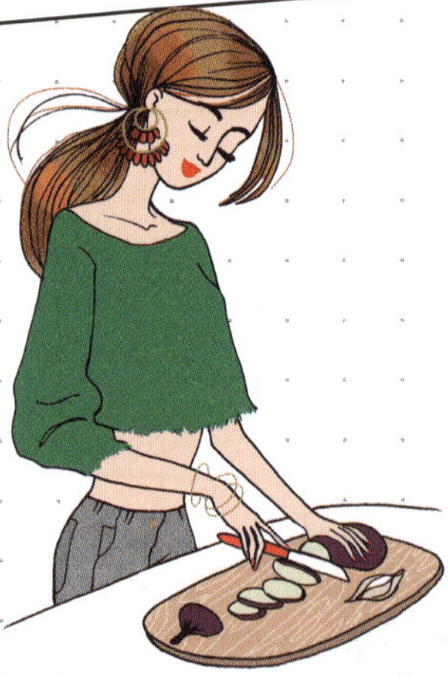

Ratatouille express (pour 2 personnes)

Épluchez et coupez en morceaux 1 courgette. Lavez et coupez en petits cubes 1 petite aubergine et 1 poivron rouge. Mettez les légumes dans un récipient allant au four à micro-ondes, couvrez avec une cloche et faites cuire à pleine puissance pendant 10 min en mélangeant à mi-cuisson. Dans une poêle, faites revenir 1 oignon émincé avec 1 c. à s. d'huile d'olive. Ajoutez les légumes et ½ boîte de tomates concassées. Salez, ajoutez 1 c. à c. de sucre naturel pour enlever l'acidité et poursuivez la cuisson encore 10 min.

Préparez davantage de ratatouille, vous en mangerez le lendemain : c'est encore meilleur réchauffé !

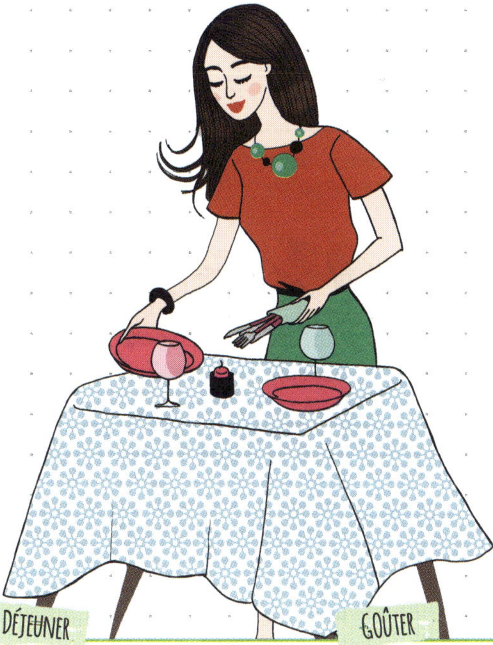

Jour 4 JOURNÉE SANS VIANDE !!

DÉJEUNER

- Asperges (en conserve) + 1 portion de sauce crudités
- 1 steak végétarien poêlé
- 150 g de boulgour + les restes de ratatouille de la veille
- 1 yaourt nature (au lait de chèvre ou de brebis)

GOÛTER

- Salade de fruits faite avec ½ banane pas trop mûre, 1 poignée de fruits rouges, ½ poire et 1 kiwi

DÎNER

- Tomate-mozzarella (½ boule) + menthe ou basilic + 1 c. à c. d'huile d'olive
- Blé aux petits légumes
- 1 compote sans sucre ajouté

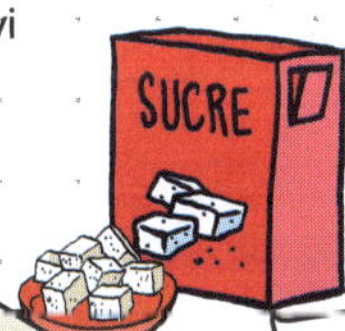

Une journée sans viande, c'est bon pour la santé, pour le porte-monnaie et pour la planète !

On peut parfois (pas plus d'1 fois par semaine quand même !) remplacer la viande par du fromage : 1 part de viande = 50 à 70 g de fromage.

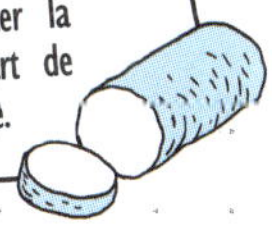

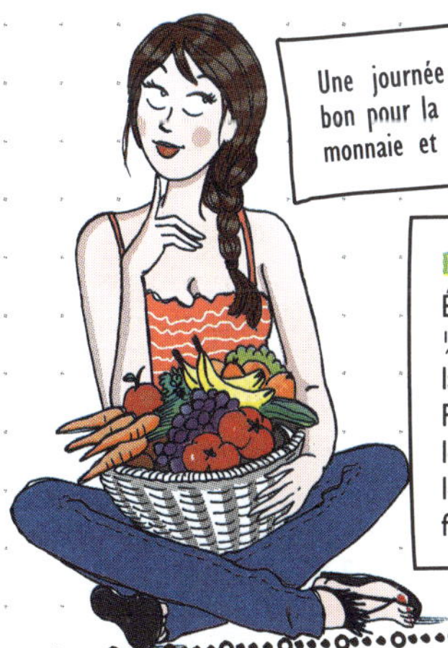

Blé aux petits légumes

Épluchez et émincez 1 échalote. Lavez et coupez en petits morceaux ½ courgette. Faites revenir l'échalote avec 1 c. à c. d'huile d'olive et ajoutez la courgette. Laissez cuire pendant 10 min en mélangeant régulièrement. Pendant ce temps, faites cuire 50 g de blé à l'eau bouillante salée le temps indiqué sur le paquet et égouttez. Ajoutez le blé aux légumes avec 4 c. à s. de petits pois en conserve égouttés, faites chauffer pendant encore 2 ou 3 min et servez.

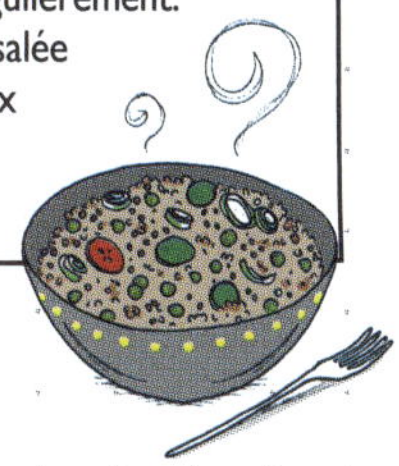

Quels steaks végétariens choisir ?
Choisissez de préférence des steaks de soja apportant au moins 12 g de protéines et moins de 10 g de graisses par portion. Attention : les galettes à l'orge, millet, épeautre, boulgour… sont moins riches en protéines. Ce sont davantage des féculents que des protéines !

Jour 5

DÉJEUNER

- Taboulé de quinoa sucré-salé
- 1 steak haché à 5 % de MG au gril
- Courgettes sautées avec 1 c. à c. d'huile
- 1 fromage blanc nature

GOÛTER

- 2 abricots secs + 5 amandes

DÎNER

- Piperade
- Salade d'endives + 1 portion de vinaigrette légère
- 1 yaourt au lait de brebis nature
- 50 g de pain complet

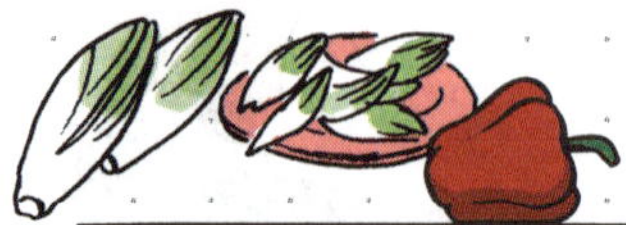

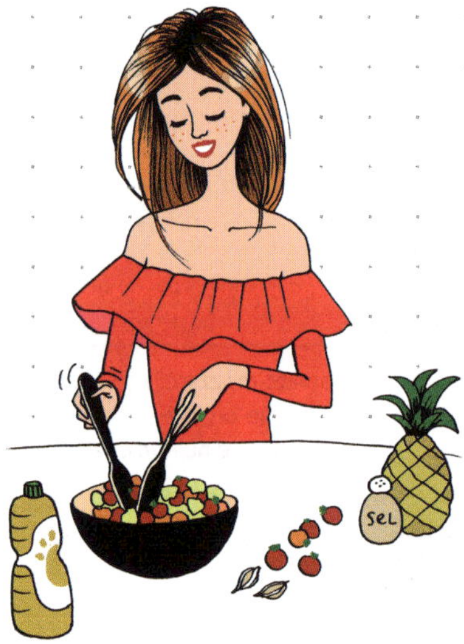

Taboulé de quinoa sucré-salé (pour 2 personnes)

Faites cuire à l'eau bouillante salée 100 g de quinoa pendant 15 à 20 min. Égouttez et laissez refroidir. Lavez et ciselez quelques feuilles de menthe. Épluchez et hachez 1 petite échalote. Coupez 10 tomates cerise en quatre et ¼ d'ananas frais en petits morceaux. Mélangez le tout avec le quinoa froid, un filet de jus de citron, un peu de sel et 1 c. à s. d'huile d'olive. Consommez bien frais.

Piperade (pour 2 personnes)

Épluchez et émincez 1 oignon. Faites-le revenir dans une poêle antiadhésive avec 1 c. à c. d'huile pendant 5 min, puis ajoutez ½ poivron coupé en lamelles et 1 tomate taillée en morceaux. Salez, poivrez, couvrez et laissez cuire pendant 20 min à feu doux. Battez 2 œufs en omelette et versez-les dans la poêle. Poursuivez la cuisson jusqu'à ce que l'omelette soit cuite.

Vous manquez de temps ? Faites une simple omelette avec 2 œufs accompagnée de salade verte.

Jour 6

DÉJEUNER

- 2 tranches de rôti de porc froid
- 200 g de petits pois (en conserve, égouttés) avec 1 noisette de beurre
- 25 g de pain complet
- 1 poire

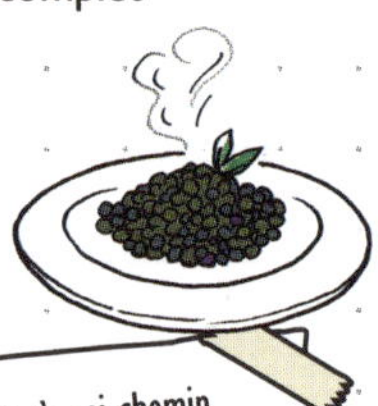

Les petits pois sont à mi-chemin entre les légumes et les féculents. Quand vous en mangez, prenez-en 200 g environ et complétez avec 25 g de pain complet.

GOÛTER

- Verrine aux fruits rouges

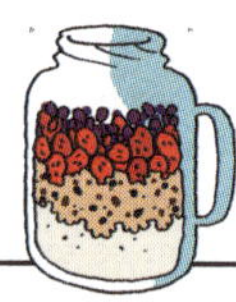

Verrine aux fruits rouges

Mixez 1 yaourt velouté nature avec 100 g de fraises et 1 c. à c. de sucre complet ou de coco, puis versez ce mélange dans un verre. Ajoutez 4 à 5 framboises ou myrtilles et quelques feuilles de menthe ciselées. Dégustez aussitôt.

DÎNER

- Concombre + 1 portion de sauce crudités
- 150 g de spaghettis *al dente* avec 100 g de mélange de fruits de mer + 2 c. à s. de crème légère ou de soja
- 1 verre de lait (de vache ou végétal, sans sucre ajouté) + 1 carré de chocolat noir à 70 % de cacao

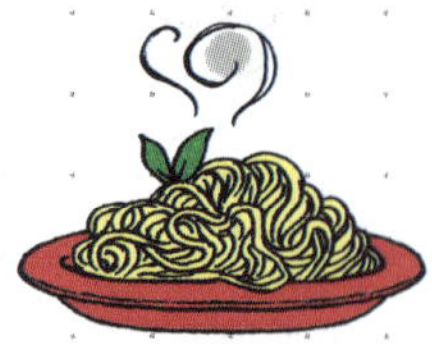

Jour 7

DÉJEUNER

- Poulet rôti
- Brocoli sauté aux graines de sésame
- 150 g de riz basmati semi-complet
- 2 kiwis

GOÛTER

- 1 yaourt nature

DÎNER

- Croque-monsieur à l'ancienne
- Salade verte, tomate, concombre, 1 œuf dur + 1 portion de vinaigrette légère
- 1 compote de pommes sans sucre ajouté

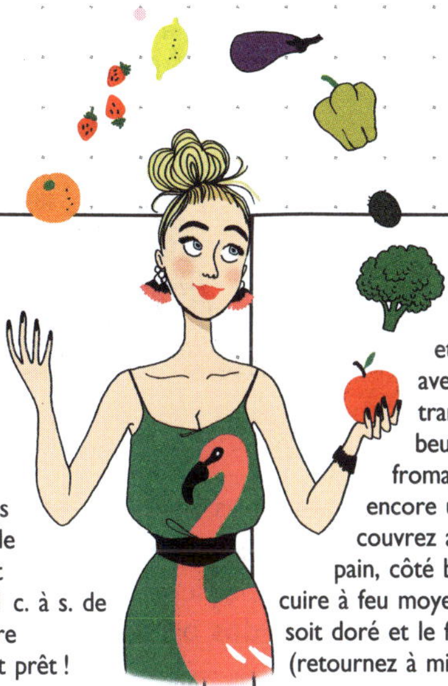

Brocoli sauté aux graines de sésame

Épluchez et émincez 1 échalote. Détachez les fleurettes d'½ brocoli. Placez les fleurettes dans un saladier en verre, ajoutez 3 c. à s. d'eau, couvrez et faites cuire pendant 5 min au four à micro-ondes. Pendant ce temps, faites revenir l'échalote avec 1 c. à c. d'huile dans une poêle. Ajoutez le brocoli et 1 c. à s. de graines de sésame, puis 1 c. à s. de sauce soja, mélangez bien, laissez cuire pendant 5 min supplémentaires. C'est prêt !

Croque-monsieur à l'ancienne

Prenez 2 tranches de pain complet (du vrai pain, pas du pain de mie !) et tartinez une face de chaque tranche avec 1 noix de beurre. Posez une tranche de pain dans une poêle (côté beurré en dessous), ajoutez un peu de fromage râpé, ½ tranche de jambon, encore un peu de fromage râpé, puis couvrez avec la deuxième tranche de pain, côté beurré au-dessus. Faites cuire à feu moyen jusqu'à ce que le pain soit doré et le fromage bien fondu (retournez à mi-cuisson).

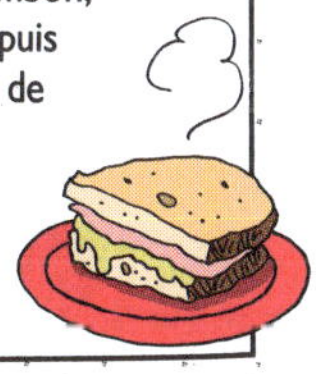

Mon bilan nutrition après 3 semaines !

Vous avez terminé ces 3 semaines de menus minceur ! Soyez fière de vous ! Pensez à remplir votre carnet de bord (p. 83) pour suivre vos progrès semaine après semaine.
Si vous avez encore du poids à perdre, reprenez les menus à la première semaine jusqu'à ce que vous ayez atteint vos objectifs.

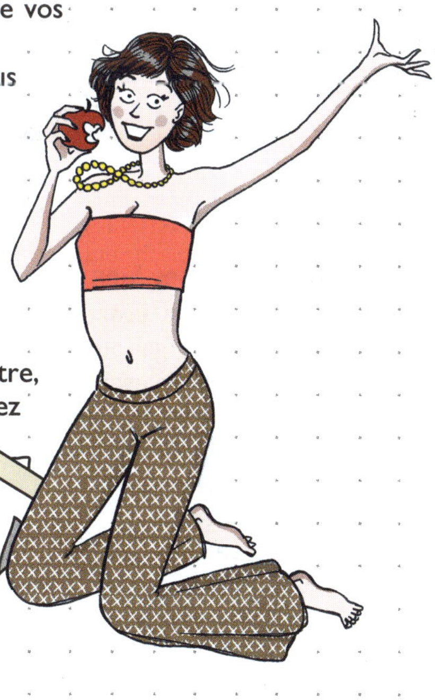

Mes challenges fitness

Les grignotages répétés laissent des traces disgracieuses sur la silhouette, essentiellement localisées sur le ventre, les fesses et les cuisses… Il est temps de réagir ! Associez quelques exercices ciblés à votre rééquilibrage alimentaire. Pour remodeler votre silhouette, voici quelques défis à relever chaque semaine…

Pour un maximum d'efficacité, réalisez ces exercices au moins 3 fois par semaine.

Challenges abdos

Objectif : un ventre plat !

Allongez-vous et plaquez bien votre dos au sol, jambes pliées et pieds écartés de la largeur du bassin. Mettez les mains de chaque côté de la tête, expirez et décollez lentement les épaules et le haut du dos, en regardant vers le plafond et en serrant le ventre. Inspirez en revenant à la position initiale.

Nombre de répétitions : 7 à 15
Temps de récupération : 15 à 30 secondes
Nombre de séries : 3 à 5

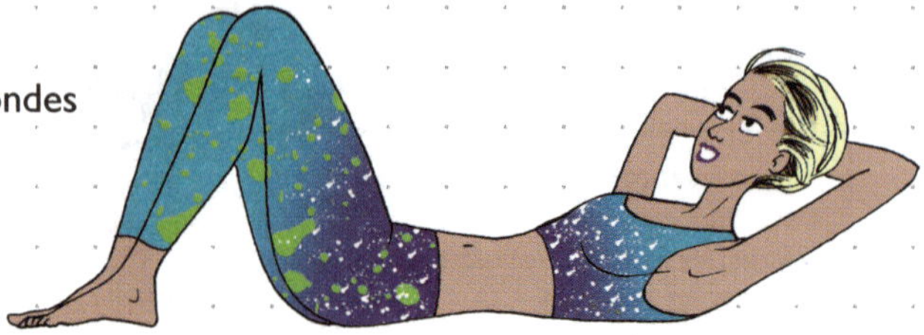

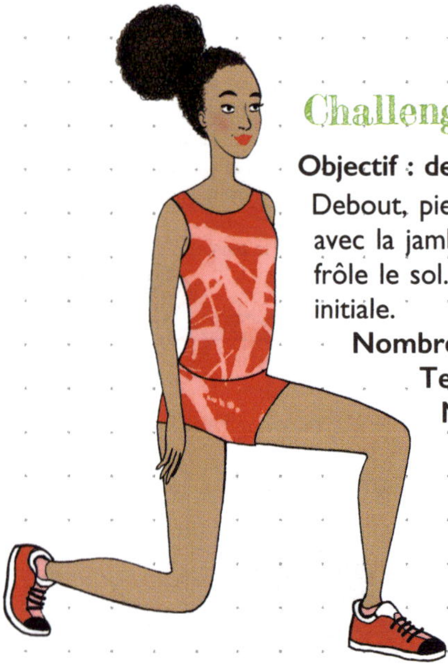

Challenges fentes

Objectif : des cuisses fines et élancées !

Debout, pieds joints, les mains sur les hanches, faites un pas en avant avec la jambe droite et descendez votre genou gauche jusqu'à ce qu'il frôle le sol. Gardez le dos bien droit. Revenez lentement à la position initiale.

Nombre de répétitions : 15 fois chaque jambe
Temps de récupération : 15 à 30 secondes
Nombre de séries : 3 à 5

Challengez une amie !
Rien de tel pour se motiver que de relever des défis à deux ! Alors n'hésitez pas à challenger une personne de votre entourage : conjoint, amie, collègue de travail…

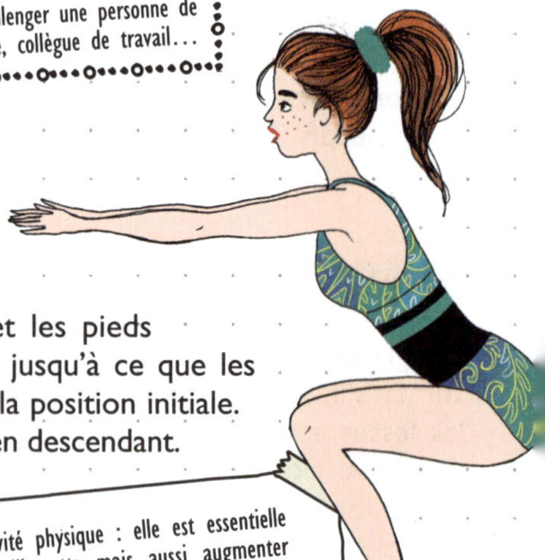

Challenges squats

Objectif : des fesses bien fermes !

Debout, les jambes écartées de la largeur du bassin et les pieds parallèles, pliez les genoux en gardant le dos bien droit jusqu'à ce que les cuisses soient parallèles au sol, puis revenez lentement à la position initiale. Gardez l'équilibre en allongeant les bras devant vous tout en descendant.

Nombre de répétitions : 15
Temps de récupération :
15 à 30 secondes
Nombre de séries : 3 à 5

Ne zappez pas l'activité physique : elle est essentielle pour tonifier votre silhouette mais aussi augmenter votre métabolisme de base et stabiliser votre poids une fois les kilos perdus ! Découvrez aussi des astuces pour bouger plus, p. 62 et 80.

Chapitre 3

La fille débordée

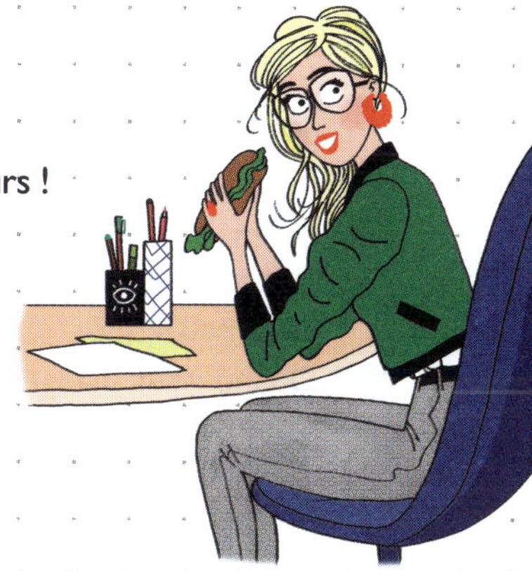

Le boulot, les sorties, les corvées ménagères, les courses… Au secours ! Vous vous laissez facilement déborder par toutes les tâches quotidiennes et la préparation des repas passe souvent au dernier rang de vos priorités ! Vous allez trouver dans ce chapitre tous les conseils pour mieux organiser vos repas, manger équilibré sans vous prendre la tête et retrouver votre poids de forme !

Comment je m'alimente ?

Connaissez-vous l'adage de Brillat-Savarin : « Dis-moi comment tu manges, je te dirai qui tu es » ? Votre manière de manger en dit long sur votre personnalité… et façonne aussi votre silhouette, vous l'avez remarqué ? Voici 3 profils-test, identifiez celui qui vous correspond le mieux !

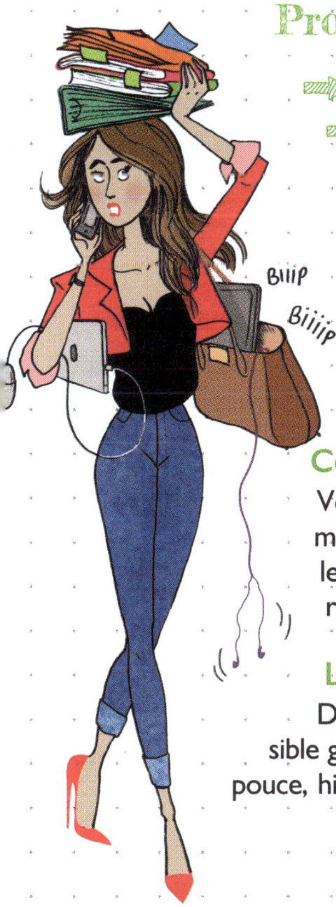

Profil n° 1

- Vous sautez parfois le petit déjeuner pour gagner du temps le matin.
- Il vous arrive fréquemment de zapper le déjeuner parce que vous avez un dossier urgent à boucler au boulot.
- Vous n'avez pas forcément le temps de préparer votre lunch-box la veille et préférez l'option déjeuner-sandwich.
- Le soir, vous vous sentez parfois (souvent) submergée par les tâches quotidiennes et la préparation du repas devient une énième corvée que vous esquivez en optant pour un simple repas de pâtes.

Ce profil vous colle à la peau ?

Vos repas ne sont pas forcément trop caloriques, mais ils sont complètement déstructurés ! Repas sautés ou bâclés, vous avez du mal à trouver le temps pour vous consacrer à leur préparation et votre silhouette vous rappelle à l'ordre !

Les solutions

Dégager du temps pour mieux structurer votre alimentation (oui, c'est possible grâce au « meal prep », voir p. 46) et savoir équilibrer un repas pris sur le pouce, histoire de gagner du temps, les jours où vous êtes vraiment overbookée.

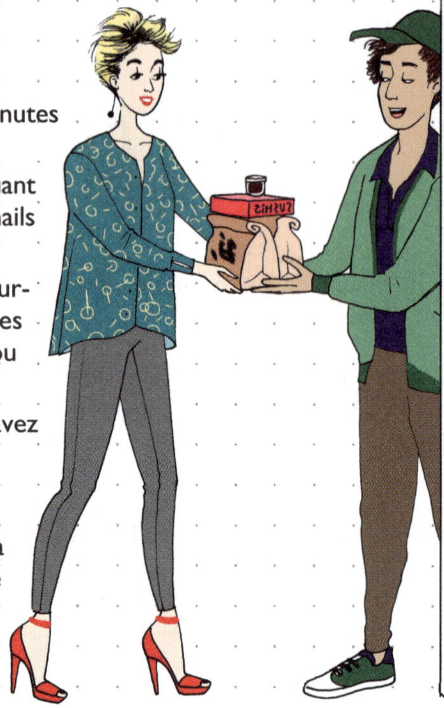

Profil n° 2

- Vos repas sont généralement pris en moins de 15 minutes (parfois même debout).
- Au boulot, il vous arrive de manger tout en continuant vos activités (pour lire un dossier, répondre aux mails urgents…).
- Vous avez parfois mal à l'estomac après les repas (lourdeurs, tiraillements désagréables et/ou des troubles digestifs récurrents (ballonnements, constipation ou diarrhées).
- Quand vous mangez avec d'autres personnes, vous avez toujours fini votre assiette en premier.

Ce profil vous parle ?

Vous êtes en permanence en train de courir contre la montre ! Pour vous, cuisiner et manger sont une perte de temps, tout simplement. Vous savez qu'il ne faut pas sauter de repas, alors vous les avalez le plus vite possible, quitte à souffrir de maux d'estomac ensuite !

Les solutions

Mieux organiser votre journée et dégager 20 minutes pour chaque repas : c'est le minimum ! Pour vous aussi, le « meal prep » sera un allié précieux au quotidien (voir p. 46) ! Pensez également à bien mâcher vos aliments pour atténuer les problèmes de digestion.

Profil n° 3

- Votre congélateur/réfrigérateur déborde de plats cuisinés en tout genre.
- Vous n'avez jamais appris à cuisiner (vous trouvez d'ailleurs que c'est une perte de temps).
- Vous ne voyez pas l'intérêt de préparer vous-même une soupe alors que vous en trouvez dans le commerce à votre goût, réchauffées en 2 minutes au four à micro-ondes.
- Quand vous avez des invités, vous commandez des sushis ou des pizzas (et tout le monde est content !).

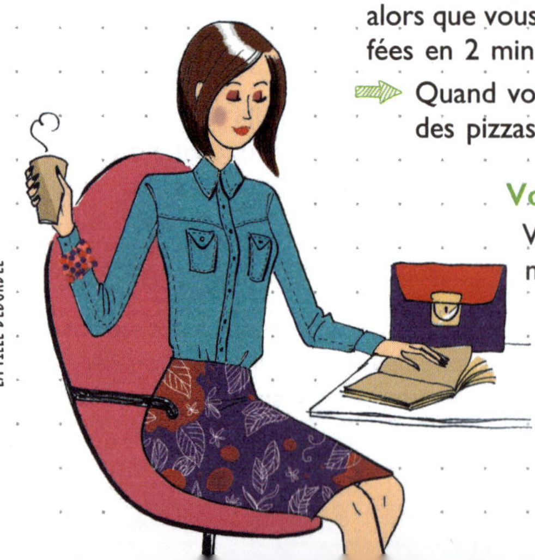

Vous vous reconnaissez dans ce profil ?

Vous utilisez trop de plats industriels. Outre leurs méfaits pour votre silhouette (trop de graisses et/ou de sucres), les plats tout prêts du commerce sont riches en additifs alimentaires de toute sorte, tout comme en sel, qui accentue la rétention d'eau, l'un des facteurs de formation de la cellulite !

Les solutions

Les surgelés et les conserves peuvent être très utiles pour gagner du temps lors de la préparation des repas, mais vous devez apprendre à les choisir soigneusement pour équilibrer vos repas, et surtout privilégier la cuisine faite maison le plus souvent possible, simple et savoureuse !

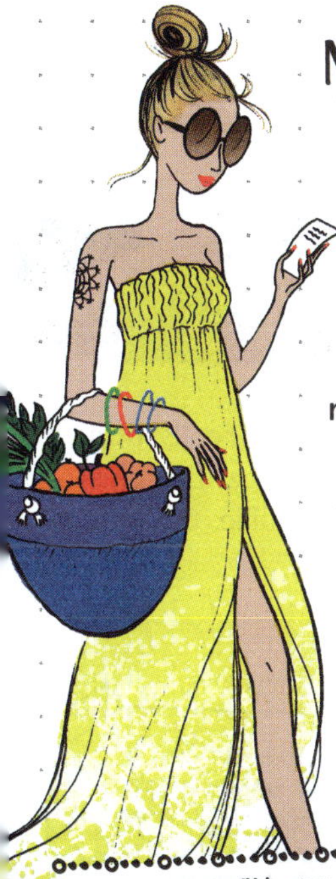

Mes choix au quotidien

Vous vivez à cent à l'heure, et gérer correctement votre temps devient de plus en plus compliqué ! Vos repas sont souvent bâclés (voire sautés), ou se résument à une part de pizza industrielle hyper grasse. Au final, votre alimentation est trop riche en graisses et/ou en sucres et elle manque cruellement de végétaux… Les kilos s'accumulent les uns après les autres ! Vous devez apprendre à mieux organiser vos repas pour rééquilibrer votre alimentation en profondeur.

Au supermarché

Bien s'organiser pour mieux manger, c'est d'abord bien faire ses courses ! Pensez au drive, qui permet en quelques minutes seulement de boucler votre commande. Vous n'avez plus qu'à récupérer vos sacs de courses en quittant le travail. C'est aussi simple que cela ! Toutes les grandes enseignes proposent aujourd'hui ce service gain de temps imbattable. Choisissez celle qui vous convient le mieux !

Lisez attentivement l'étiquetage nutritionnel des produits industriels (surtout les quantités de graisses) avant de les acheter (voir p. 14).

Si vous préférez l'option traditionnelle en vous déplaçant en supermarché, établissez une liste de courses précise à partir des menus proposés dans les pages suivantes. Vous n'aurez ainsi pas besoin d'y retourner, ni la tentation d'acheter des produits inutiles et dangereux (au hasard : des biscuits et du chocolat !).

Côté plats industriels, ayez toujours des valeurs sûres (saines et prêtes à consommer, ou presque !) :

- Sachets de salade verte déjà lavée
- Conserves de légumes au naturel
- Soupe en bouteille du rayon frais, sans additif (6 g maximum de graisses par portion)
- Jambon blanc, jambon de volaille, rôti de porc froid, truite fumée
- Filets de poissons surgelés nature ou en sauce (10 g maximum de graisses par portion), steaks hachés à 5 % de MG, steaks de soja
- Légumes surgelés pour potage (nature)
- Bols de légumes vapeur et purées de légumes nature, légumes cuisinés surgelés apportant moins de 10 g de graisses par portion (épinards à la crème, par exemple)
- Sachets de céréales à réchauffer (rayon bio) : quinoa, boulgour, blé et lentilles…
- Compotes sans sucre ajouté

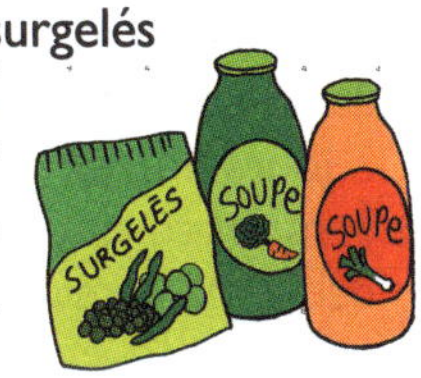

L'équilibre alimentaire, vite fait et bien fait !

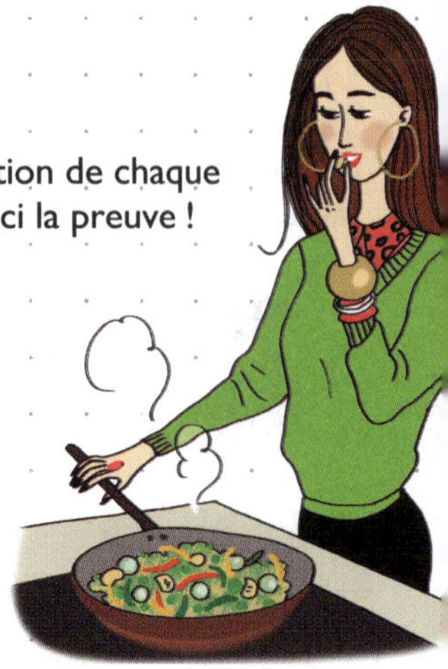

L'équilibre alimentaire ne nécessite pas de passer 1 heure à la préparation de chaque repas. On peut aussi opter pour la version « vite fait, bien fait ». En voici la preuve !

Un repas équilibré =

- des légumes (salade verte en sachet ou tomates)
- des protéines (jambon blanc ou œufs coque)
- des céréales/féculents (2 tranches de pain complet)
- 1 produit laitier (yaourt nature)
- 1 fruit ou 1 compote

Je fais mon « meal prep »

Le meal prep est tout simplement un plan d'organisation des repas sur la semaine. Réfléchissez aux moments où vous pouvez vous consacrer à la réalisation de certains plats qui demandent du temps mais que vous pouvez préparer en quantité plus importante et conserver quelques jours au réfrigérateur ou bien congeler (ratatouille, taboulé, salade composée, soupe de légumes, lasagnes d'aubergines…).
L'idéal est de dégager 2 à 3 fois par semaine un créneau d'1 heure environ.

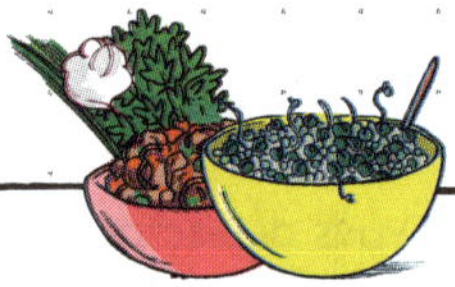

Les menus qui suivent sont pour la plupart rapides à préparer, en plus d'être légers et savoureux ! Ceux qui demandent davantage de préparation sont prévus en fin de semaine.

Je note les jours / horaires que je peux consacrer à la préparation de mes repas :

....

....

....

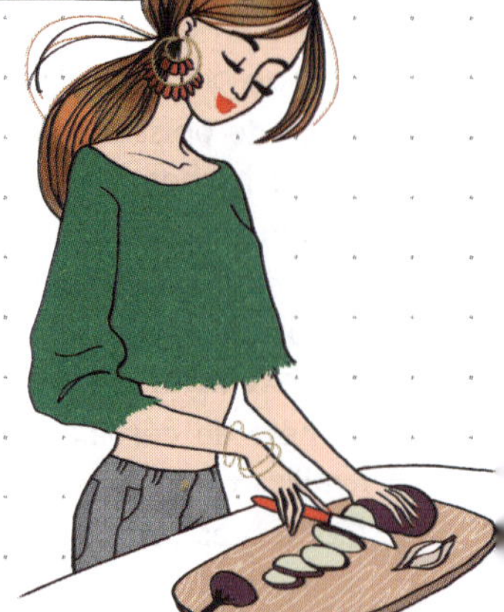

Pendant ces créneaux horaires, consacrez-vous aux préparations qui requièrent un peu de temps. Les jours qui suivent, vous n'aurez qu'à réchauffer vos plats. Par exemple, le samedi matin, vous pouvez préparer une cocotte de chili con carne que vous consommerez en partie le jour même et l'autre partie un jour de la semaine, ainsi qu'une soupe de légumes qui se conserve 3 jours au réfrigérateur. Le dimanche, préparez une belle salade composée que vous pourrez glisser dans votre lunch-box en début de semaine.

Bien gérer les repas à l'extérieur

Au restaurant d'entreprise

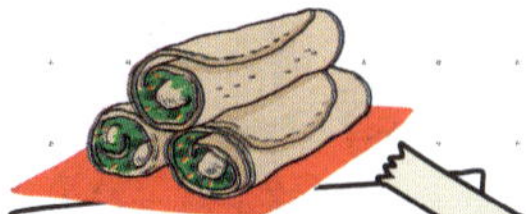

Pour les repas-sandwich, suivez les conseils p. 37.

Si vous prenez vos déjeuners au restaurant d'entreprise, vous pouvez aisément équilibrer vos repas, grâce au choix proposé. Respectez autant que possible les règles de l'équilibre alimentaire et demandez les plats « sans sauce » ou « la sauce à part » pour gérer vous-même l'apport en graisses.

Exemples de menus équilibrés

- 1 ramequin de taboulé
- Poulet rôti et haricots verts persillés
- 1 fromage blanc nature
- 1 pomme

- Carottes râpées
- Filet de cabillaud, avec moitié riz blanc, moitié épinards sautés
- 1 yaourt nature
- 1 compote de fruits

- Tomate-mozzarella
- Bœuf aux carottes
- 1 coupelle de salade de fruits
- 1 petit pain individuel

Restauration traditionnelle

Si vous prenez régulièrement vos repas au restaurant (pour déjeuner entre collègues, pour des repas d'affaires…), méfiez-vous des grandes salades, souvent très riches en graisses : fromage, lardons, croûtons frits, fromage, olives… sans oublier la sauce !
Préférez le plat du jour (simple et économique !) avec un mélange de légumes et de féculents en accompagnement (oui, c'est possible !). Demandez également « la sauce à part » pour les viandes et poissons.

Si vous prenez parfois vos repas au fast-food, référez-vous aux conseils p. 31 pour vos choix de menus.

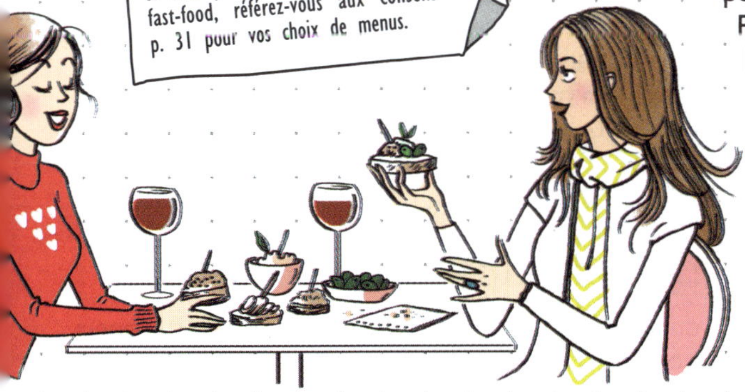

Laissez la panière hors de portée (c'est plus sûr !) et privilégiez toujours l'eau plate ou pétillante en guise de boisson.
Pour le dessert, optez pour le fromage blanc s'il est proposé, une salade de fruits ou un simple café (avec son carré de chocolat noir !).

Apéritifs dînatoires

Quand vous êtes invitée à un apéritif dînatoire, le risque est de trop manger : happée par les discussions, vous n'êtes pas concentrée sur ce que vous ingurgitez et avez tendance à sous-estimer les quantités… Par ailleurs, les mignardises déculpabilisent de par leur petite taille et vous êtes tentée de goûter à tout !
Les solutions : concentrez-vous bien sur ce que vous mangez et arrêtez-vous quand vous n'avez plus faim. Côté boisson, choisissez ce que vous aimez mais limitez-vous à un seul verre.

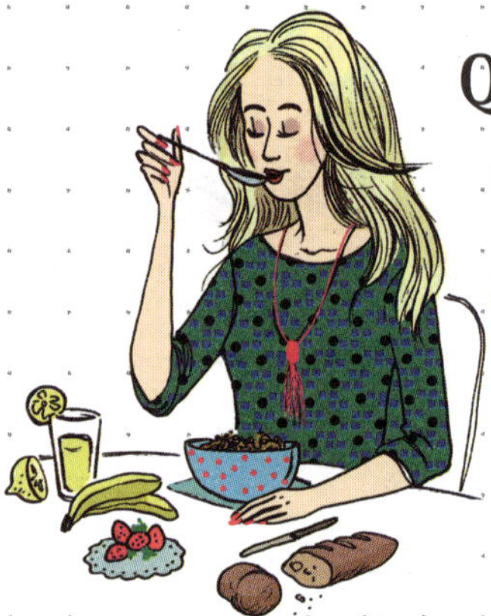

Qu'est-ce que je mange le matin ?

Le petit déjeuner est le premier repas de la journée. C'est celui qui donne le bon tempo… Composez-le avec soin ! Voici ce qu'il doit comporter dans l'idéal…

Choisissez des biscuits petit déjeuner riches en céréales complètes et, si possible, allégés en sucre (biscuits Belvita®, par exemple).

Une boisson

- 1 tasse de thé, café ou maté
- ou 1 verre d'eau + jus de citron

Un produit céréalier

- 2 tranches de pain complet (blé, seigle, épeautre…) + 1 noix de beurre
- ou 4 biscottes complètes + 1 noix de beurre
- ou 30 g de flocons d'avoine, de quinoa, de sarrasin, d'épeautre
- ou 30 g de müesli sans sucre ajouté aux fruits secs
- ou 4 biscuits simples (type petit déjeuner, Petit Beurre®…)

Un produit laitier OU des protéines animales/végétales

- 1 yaourt nature
- ou 1 fromage blanc
- ou 1 verre de lait sans sucre ajouté (15 cl)
- ou 25 g de fromage
- ou 1 tranche de jambon
- ou 1 œuf
- ou 1 yaourt au soja
- ou 1 verre de boisson végétale sans sucre ajouté
- (amande, avoine, soja…)

Retrouvez d'autres idées de petit déjeuner équilibré p. 29 et 68.

Un fruit (qui peut être consommé à 10 ou 16 heures)

Voici des exemples de petits déjeuners express, complets et équilibrés

Vous pouvez les emporter si vous le souhaitez…

- Thé citron
- 30 g de petits flocons d'avoine + 1 yaourt nature + 2 c. à s. de baies de goji (faites votre mélange la veille)

- Café noir
- 1 petit sandwich fait avec 2 tranches de pain complet
- + 1 tranche de Leerdammer®
- 1 pomme

- Thé fruits rouges
- 1 yaourt à boire nature (sans sucre)
- 3 à 4 biscuits type « petit déjeuner » (50 g maximum)

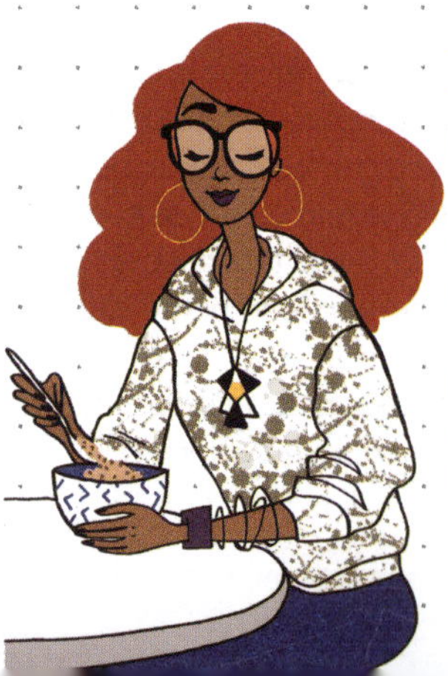

Pourquoi faut-il éviter les céréales « ligne » ?

Les céréales du petit déjeuner « sans sucre » ou « spécial ligne » (même au blé complet) ont un index glycémique très élevé : leur consommation entraîne une sécrétion importante d'insuline qui favorise la mise en réserve des graisses. Par ailleurs, elles entraînent souvent une baisse de glycémie quelques heures plus tard : c'est le fameux « coup de pompe de 11 heures », accompagné de petits creux ou de fringales auxquels vous pouvez difficilement résister ! Remisez-les aux oubliettes !

Mes menus rapides et légers

C'est parti pour 3 semaines de menus équilibrés et rapides à préparer, de quoi retrouver votre ligne et arrêter définitivement de jouer au yoyo sans perdre de temps aux fourneaux ! Si vous n'aimez pas certains aliments (ou si ce n'est pas la bonne saison pour les consommer), n'hésitez pas à les remplacer par des équivalents (voir p. 29).

Petit rappel des portions « autorisées »

- **Les légumes :** peuvent être consommés « à volonté », c'est-à-dire que vous pouvez vous servir copieusement (et même vous resservir si vous avez encore faim…), mais veillez toujours à ne pas dépasser l'équivalent de 10 g d'huile (1 c. à s.) en assaisonnement pour le repas !
- **La viande ou le poisson :** 100 à 125 g environ (poids avant cuisson)
- **Les féculents** (riz, pommes de terre, taboulé…) : pas plus de 150 g en poids cuit (sauf indication contraire dans le menu)
- **Le fromage :** 30 g
- **Les fruits :** 150 g environ

À la fin de chaque semaine, pensez à réaliser votre bilan minceur (voir p. 83).

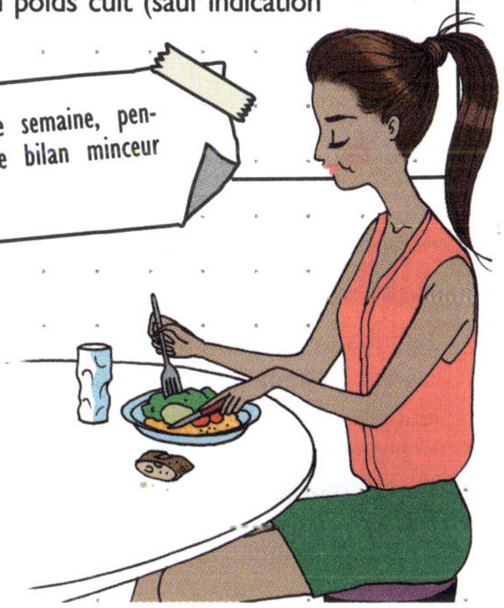

1re semaine

Dans l'idéal, commencez ce programme un lundi : les menus proposés sont rapides à préparer du jour 1 au jour 5, et un peu plus élaborés les jours 6 et 7, qui correspondent au week-end où vous avez un peu plus de temps pour cuisiner.

JOUR 1

LUNCH-BOX DÉJEUNER

- Tomates cocktail coupées en quatre + morceaux de feta (30 g)
- 150 g de taboulé du traiteur agrémenté de 2 œufs durs coupés en morceaux
- 1 poire

DÎNER

- Salade de pommes de terre (150 g), tomate, concombre, dés de poulet grillé (100 g) + 1 à 2 portions de vinaigrette légère (voir recette p. 30)
- 1 yaourt brassé nature avec des fraises coupées en morceaux

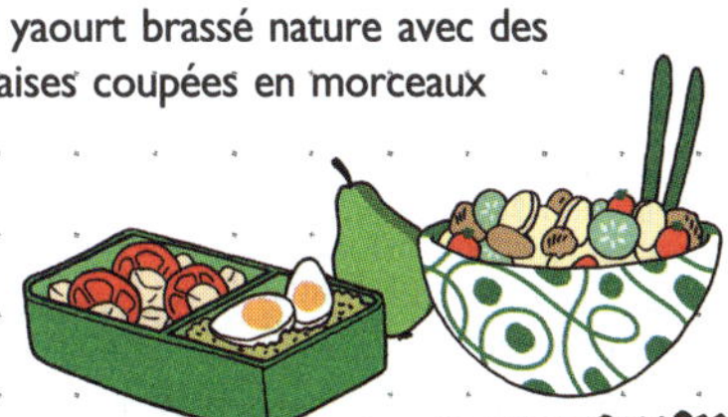

Si vous ne possédez pas de lunch-box, c'est le moment d'investir : c'est un excellent moyen de manger équilibré au bureau… et ça change des sempiternels sandwichs !
Une lunch-box, c'est tout simplement une gamelle des Temps modernes, avec ses petits compartiments pour sectoriser son repas, conçue pour conserver les aliments dans les meilleures conditions pendant toute la matinée… Vous allez faire des jalouses !
Choisissez de préférence une lunch-box isotherme comportant 2 ou 3 compartiments pour bien ranger et conserver vos aliments.

Pour gagner du temps, choisissez des pommes de terre déjà cuites, présentées sous vide (rayon fruits et légumes), idéales pour les repas-salades, et des dés de poulet conservés en salaison (rayon jambon et charcuteries).

JOUR 2

DÉJEUNER

- Salade de pennes semi-complets (150 g), crevettes (100 g), tomates cerise, champignons de Paris émincés + 1 à 2 portions de vinaigrette légère
- 1 fromage blanc nature
- 1 pomme

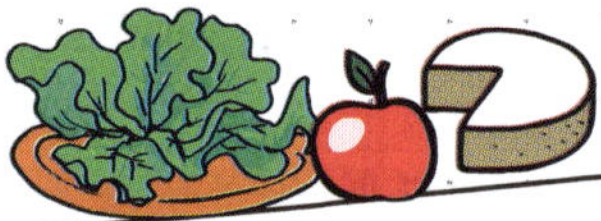

La soupe-repas est un excellent moyen de manger léger et de se réchauffer ! Si vous n'aimez pas le tofu, remplacez-le par un reste de blanc de poulet coupé en petits morceaux ou des allumettes de jambon.

SOUPE-REPAS DÎNER

- Soupe-repas au tofu fumé et parmesan
- 2 kiwis

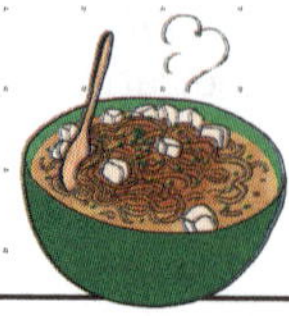

Soupe-repas au tofu fumé et parmesan

Dans une casserole, faites chauffer 25 cl d'eau avec ½ cube de bouillon de légumes bio. Ajoutez 200 g de légumes surgelés pour minestrone. Quand les légumes sont cuits, intégrez 1 poignée de vermicelles et 50 à 100 g de tofu fumé (ou aux herbes) coupé en morceaux et poursuivez la cuisson 3 min supplémentaires. Pendant ce temps, faites griller 25 g de pain complet et tartinez-le avec 1 c. à s. de houmous du commerce. Parsemez la soupe avec 20 g de parmesan en copeaux et servez avec le pain grillé tartiné de houmous.

JOUR 3

DÉJEUNER

- Buddha bowl : mâche, tomate, ½ avocat, carottes râpées, miettes de crabe (100 g, en conserve), lentilles (80 g environ) + 3 noix décortiquées + 1 portion de vinaigrette légère
- Comté (30 g)
- 1 compote sans sucre ajouté
- 25 g de pain complet

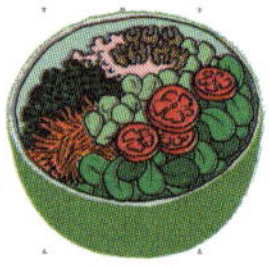

Buddha bowl

Le buddha bowl est un repas complet présenté dans un grand bol. Il se compose de légumes crus et/ou cuits, de protéines (œuf, poisson, poulet, tofu…), de céréales (quinoa, boulgour, riz) ou de légumineuses (lentilles, pois chiches, haricots rouges…) et d'un « *topping* » (la petite touche finale) : quelques graines de sésame, de courge, de tournesol décortiquées, ou quelques noix… Ne mélangez pas les ingrédients, disposez-les les uns à côté des autres pour obtenir un joli panaché de couleurs et de saveurs !

DÎNER

- 1 steak haché à 5 % de MG cuit au gril
- Tambouille de légumes au boulgour
- 2 petits-suisses nature + framboises (fraîches ou décongelées)

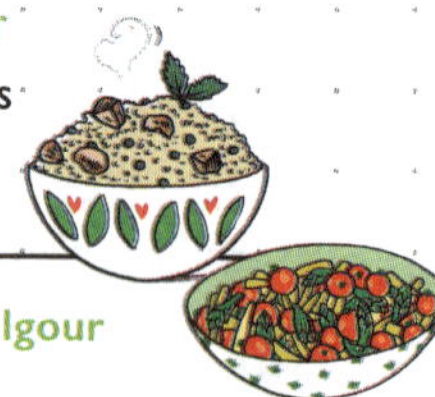

Tambouille de légumes au boulgour (pour 4 personnes)

Faites cuire 200 g de boulgour semi-complet ou complet à l'eau bouillante salée. Pendant ce temps, réchauffez au four à micro-ondes 800 g de poêlée de légumes surgelée (à la forestière ou à la méridionale, par exemple). Ajoutez 200 g de coulis de tomates et 1 c. à c. de miel ou de sucre complet pour enlever l'acidité. Mélangez et servez avec le boulgour.

Bien gérer son temps !

Cette recette de tambouille est rapide à préparer et se réchauffe parfaitement bien à la poêle ou au four à micro-ondes. N'hésitez pas à en préparer plus que nécessaire pour votre déjeuner du lendemain !

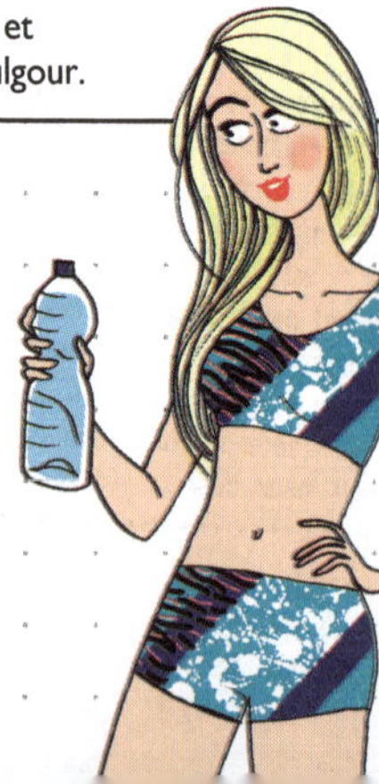

JOUR 4

DÉJEUNER

- 125 g d'escalope de veau poêlée
- Restes de tambouille de légumes au boulgour à réchauffer + 2 c. à s. de parmesan râpé
- 1 orange

CRÊPES **DÎNER**

- Salade de jeunes pousses + 50 g de miettes de thon + 1 portion de vinaigrette légère
- 1 crêpe au blé noir jambon-fromage (pensez à préparer la pâte à l'avance, elle se conserve 2 jours au réfrigérateur)
- 1 compote de fruits sans sucre ajouté

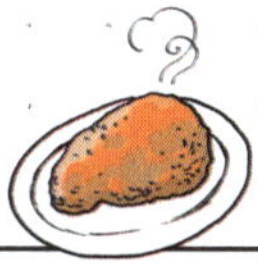

Vous manquez de temps ? Achetez des galettes de blé noir fraîches (rayon traiteur), à garnir vous-même.

Crêpes au blé noir jambon-fromage

Préparez la pâte à crêpes (pour 6 galettes) : mélangez 200 g de farine de sarrasin avec 1 œuf et 1 c. à c. de gros sel. Incorporez progressivement 50 cl d'eau en remuant, puis laissez la pâte reposer au frais pendant 1 h.
Procédez à la réalisation des galettes : faites chauffer une grande poêle antiadhésive, graissez-la avec un papier absorbant, puis versez 1 petite louche de pâte à crêpes. Laissez prendre, puis déposez 1 tranche de jambon et 30 g de fromage râpé. Fermez la galette en repliant les quatre bords, puis retournez-la et continuez la cuisson à feu modéré pendant 3 à 4 min. Ajoutez 1 noisette de beurre en fin de cuisson. Renouvelez l'opération pour les autres crêpes.

JOUR 5

TRAITEUR ASIATIQUE **DÉJEUNER**

Les bons combos :

1 rouleau de printemps + poulet sauté aux légumes + salade de fruits exotiques

ou

Salade de crudités + crevettes sauce piquante et riz blanc (petite portion) + mangue

ou

Soupe miso + salade de chou blanc + 6 sushis + litchis (sans le sirop)

Vous pouvez aussi sortir votre joker et manger ce que vous aimez !

DÎNER

- 2 tranches de jambon de volaille
- Purée de légumes (surgelée) : céleri, brocoli, 3 légumes…
- 30 g de fromage de chèvre
- 1 compote de fruits sans sucre ajouté
- 50 g de pain complet

Choisissez une purée qui apporte 10 g de graisses maximum par portion !

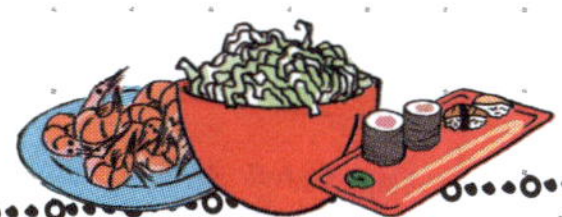

Au traiteur asiatique, méfiez-vous des nems, beignets de crevettes, raviolis frits et des samoussas : ce sont des produits riches en graisses (cuits en friture) donc très caloriques !
Préférez les soupes variées, les plats chauds traditionnels (poulet aux légumes, bœuf sauce piquante…) et les salades composées.

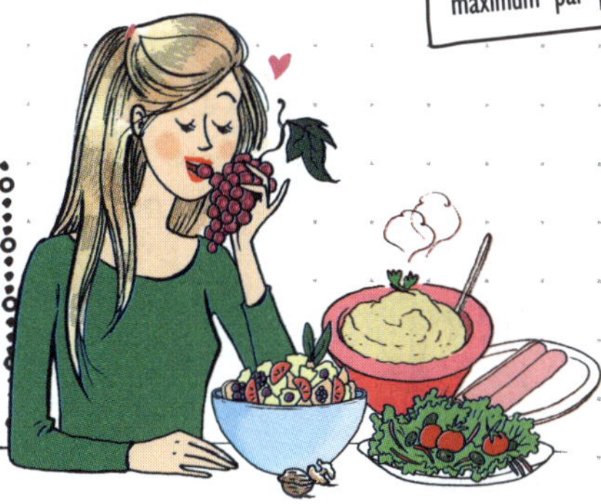

JOUR 6

DÉJEUNER

- Carottes râpées à l'orange
- 2 chipolatas grillées (teneur en graisses maxi = 10 %)
- Spaghettis semi-complets (150 g) + 1 noisette de beurre
- 1 fromage blanc nature + fruits rouges frais ou décongelés (myrtilles, framboises…)

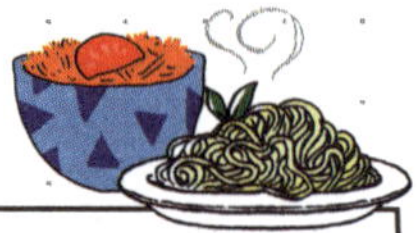

DÎNER

- Soupe de légumes express
- 1 steak de soja poêlé
- Salade frisée + 30 g de gruyère coupé en dés + 1 portion de vinaigrette légère
- 1 poire
- 50 g de pain complet

Carottes râpées à l'orange (pour 2 personnes)

Râpez 2 belles carottes ou optez pour des carottes déjà râpées, non assaisonnées (en sachet). Ajoutez 1 filet de jus de citron et le jus d'½ orange. Salez, puis ajoutez 1 c. à s. d'huile d'olive. Mélangez bien et laissez macérer au réfrigérateur pendant 1 h minimum (faites-le à l'avance si besoin). Au moment de servir, décorez avec quelques graines de courge décortiquées, préalablement grillées à sec à la poêle.

Soupe de légumes express (pour 6 portions)

Faites cuire dans un autocuiseur 1 sachet de légumes surgelés pour potage dans 1 l d'eau et 1 cube de bouillon de légumes bio pendant 10 min après rotation de la soupape. Ajoutez 100 g de crème légère (à 15 % de MG) ou de soja et mixez. Ajustez la quantité de sel et d'eau et servez.

De temps en temps (une fois tous les 15 jours, par exemple), vous pouvez manger 2 chipolatas (vérifiez sur l'emballage la teneur en graisses qui doit être inférieure à 10 %), cuites sans matière grasse. Si vous n'en trouvez pas, remplacez-les par du rôti de porc froid.

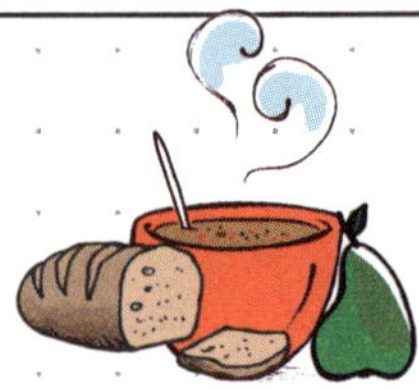

JOUR 7

BRUNCH

- 1 thé ou café
- 75 g de pain complet + beurre
- Frittata aux courgettes
- 150 g de salade de fruits frais de saison

C'est dimanche et vous faites la grasse matinée ? Optez pour un brunch pour bien commencer la journée !

GOÛTER

Si vous avez pris votre brunch avant midi, vous risquez d'avoir un petit creux dans l'après-midi. Je vous propose donc un goûter léger mais suffisamment rassasiant !

- 1 verre d'eau pétillante + 1 filet de jus de citron
- 1 yaourt nature (de vache, de brebis ou de soja) mélangé avec ½ banane et 1 kiwi coupés en morceaux

DÎNER

- Concombre + sauce crudité à la menthe (voir recette p. 34)
- 100 g de rosbif cuit au four
- Patates douces rôties aux épices
- 1 compote de fruits sans sucre

Vous pouvez aussi faire cuire vos frites de patate douce à la poêle.

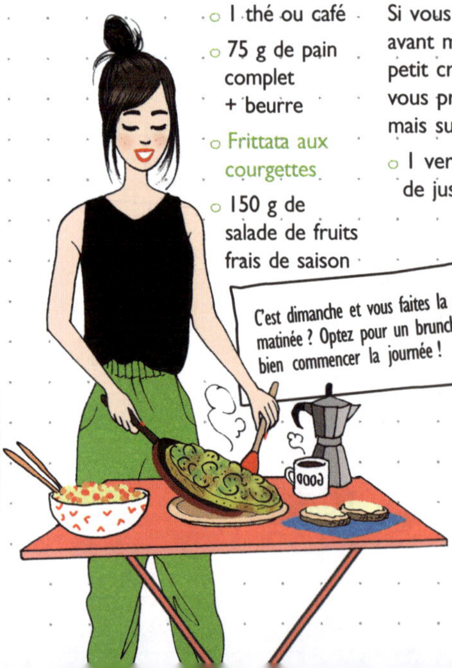

Frittata aux courgettes (pour 4 personnes)

Préchauffez votre four à 180 °C (th. 6). Lavez 1 courgette, coupez-la dans le sens de la longueur et ôtez la partie centrale contenant les graines. Taillez ensuite la courgette en tranches fines et placez-les dans un moule à manqué antiadhésif. Battez 6 œufs dans un bol, ajoutez 2 petits-suisses ou 1 yaourt nature et mélangez. Salez, poivrez, puis versez sur les courgettes. Répartissez dessus 1 crottin de chèvre (60 g) coupé en lamelles et parsemez de thym. Enfournez pour 40 min environ.

Patates douces rôties aux épices (pour 2 personnes)

Préchauffez votre four à 180 °C (th. 6). Épluchez, lavez et taillez 2 patates douces (environ 350 g) en frites assez fines. Mettez vos frites dans un sachet congélation, puis ajoutez 1 c. à c. de paprika, 1 pincée de poivre, 1 pincée de sel et 1 c. à s. d'huile végétale. Secouez le sac pour bien répartir les épices, puis versez les frites dans un plat antiadhésif allant au four en une seule couche. Enfournez pour 15 min environ.

2e semaine

JOUR 1

DÉJEUNER

- Salade de haricots verts, germes de soja, oignon doux (blanc ou rouge) + 1 à 2 portions de vinaigrette légère
- 100 g de rosbif froid (restes de la veille)
- 30 g de fromage frais de chèvre
- Soupe de fraises à la menthe
- 50 g de pain complet

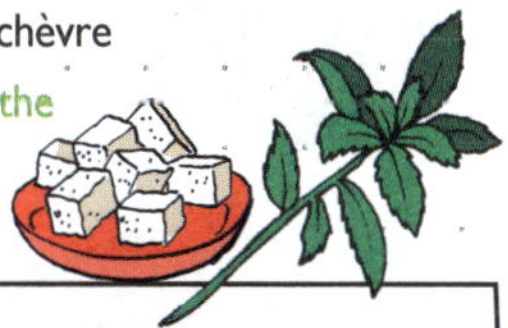

DÎNER

- Salade verte + 1 portion de vinaigrette légère
- Cocotte de petits pois aux lardons de jambon
- 1 fromage blanc + 1 compote sans sucre ajouté
- 25 g de pain complet

Soupe de fraises à la menthe

Lavez et équeutez 200 g de fraises bien parfumées. Lavez et ciselez 5 feuilles de menthe. Mettez le tout dans un mixeur, ajoutez 1 c. à c. de sirop d'agave et 1 c. à c. de jus de citron. Dégustez bien frais (préparez votre soupe au moins 1 h avant de la consommer).

Cocotte de petits pois aux lardons de jambon (pour 3 à 4 personnes)

Épluchez et émincez 1 oignon, puis faites-le revenir dans une cocotte avec 1 c. à s. d'huile d'olive. Ajoutez une grosse boîte de petits pois égouttés (500 g), quelques feuilles de salade verte et 200 g d'allumettes de jambon. Salez, poivrez et saupoudrez d'herbes de Provence. Laissez cuire pendant 10 min et servez.

Bon à savoir

Les germes (ou pousses) de soja (appelés aussi « haricot mungo ») font partie de la famille des légumes et sont très pauvres en calories. Mais, contrairement au nom qu'on leur a donné en français, les haricots mungo ne sont pas du soja (qui, lui, est une légumineuse) !

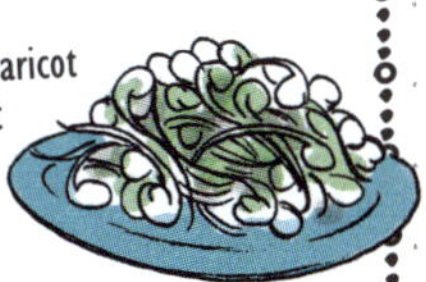

Vous n'êtes pas obligée de consommer l'équivalent de 125 g de viande à chaque repas, surtout au dîner : 50 g peuvent suffire (les restes du déjeuner, 1 tranche de jambon, 1 œuf…).

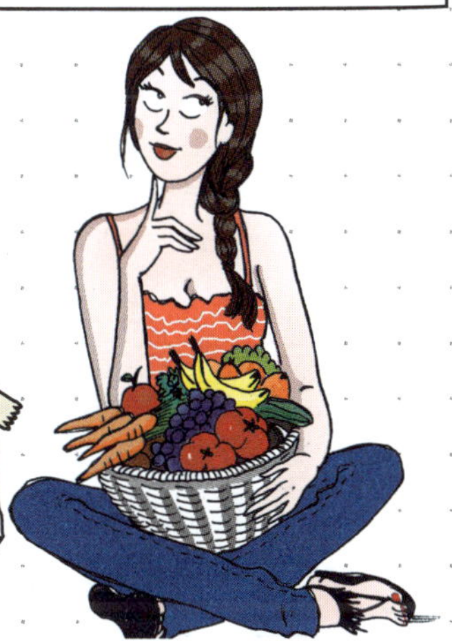

JOUR 2

LUNCH-BOX **DÉJEUNER**

- Wrap de poulet grillé et crudités
- 1 banane

Les wraps permettent de réaliser des repas sur le pouce mieux garnis en légumes que les sandwichs classiques. Choisissez ceux qui sont élaborés avec du blé complet !

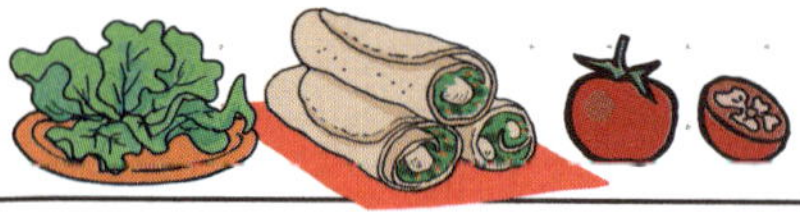

Wrap de poulet grillé et crudités

Faites cuire à la poêle 1 petite escalope de poulet avec 1 c. à c. d'huile et ½ c. à c. d'épices à chili ou de paprika, puis détaillez-la en lamelles. Prenez un wrap au blé complet, tartinez le centre avec 30 g de fromage frais, puis mettez-y 1 belle feuille de salade. Ajoutez vos lamelles de poulet grillé, salez, puis ajoutez ½ tomate coupée en rondelles et quelques lamelles de poivron rouge. Assaisonnez avec 1 portion de sauce crudités. Roulez votre wrap et coupez-le en tronçons avant de l'insérer dans votre lunch-box.

DÎNER AVEC LES RESTES ! **DÎNER**

- Salade verte + 1 portion de vinaigrette légère
- Cocotte de petits pois aux lardons de jambon
- 1 fromage blanc + 1 compote sans sucre ajouté
- 25 g de pain complet

Dîner avec les restes !

Votre réfrigérateur déborde de restes ? Profitez-en pour en faire un repas complet sans avoir à passer par la case « fourneaux » !

Pour équilibrer votre repas, il vous faut :

- Quelques légumes cuits et/ou crudités : salade verte, tomates qui commencent à s'abîmer, soupe, reste de poêlée de légumes…
- Des restes de viande, 1 tranche de jambon, du thon en conserve, du tofu fumé…
- Des restes de pâtes, riz, quinoa… ou bien 50 g de pain complet

Terminez par un laitage nature et un fruit : votre repas est parfaitement équilibré !

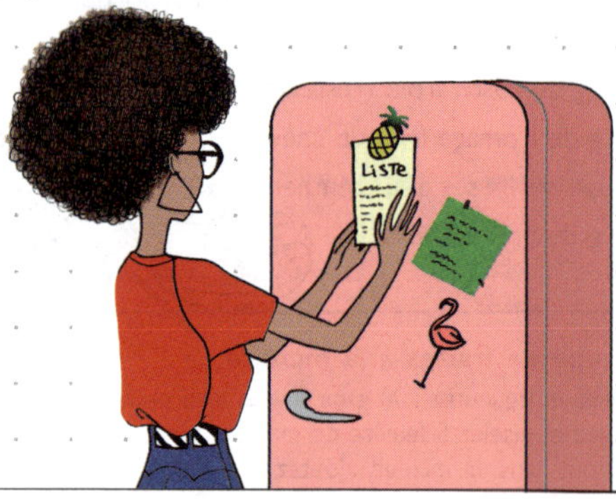

Mon repas « vide-frigo » :

- ○ ....
- ○ ....
- ○ ....
- ○ ....
- ○ ....
- ○ ....
- ○ ....

JOUR 3

SUSHIS DÉJEUNER

- 1 petite salade de chou blanc (c'est mariné au vinaigre !)
- 5 à 6 pièces de sushis ou makis ou California rolls. Vous pouvez accompagner vos sushis de sauce soja et de wasabi, pauvres en graisses et en calories.
- 2 brochettes de poulet (yakitori)
- 1 salade de fruits en dessert (ananas, mangue, litchis…)

Astuce : buvez un verre d'eau avec un filet de jus de citron ou choisissez des crudités bien vinaigrées en début de repas : le citron et le vinaigre réduisent l'impact sur la glycémie d'environ 25 % !

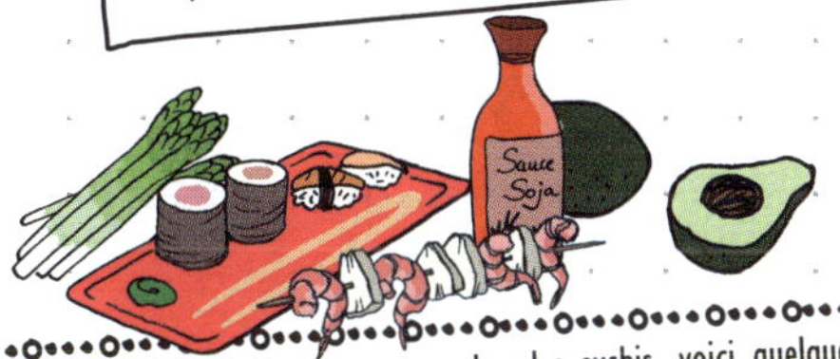

Si vous avez l'habitude de commander des sushis, voici quelques conseils pour équilibrer votre repas japonais…
Les sushis, makis et autres California rolls sont composés essentiellement de riz (féculent à IG élevé). Ils contiennent peu de protéines (saumon, thon, surimi…) et de légumes (avocat, poivron, concombre). Le risque est donc de consommer une quantité importante de féculents… et très peu de fibres et protéines ! Équilibrez bien votre repas ou gare aux fringales dans l'après-midi !

DÎNER

- ½ pomelo
- 2 tranches de jambon cru dégraissé
- Poêlées aux asperges et copeaux de parmesan
- 1 petit-suisse nature (ou 2 si vous ne mettez pas de parmesan sur vos asperges)
- 50 g de pain complet

Si c'est la saison, choisissez des asperges vertes fraîches bien fines, et faites-les cuire directement dans la poêle pendant 8 à 10 min.

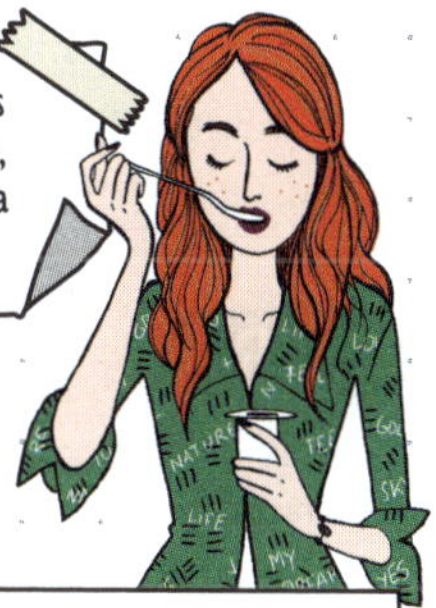

Poêlée aux asperges (pour 4 personnes)

Pelez et hachez 1 gousse d'ail. Faites cuire 600 g d'asperges vertes surgelées à l'eau bouillante pendant 6 à 7 min (sans décongélation). Faites chauffer 2 c. à s. d'huile d'olive dans une poêle et ajoutez l'ail. Laissez cuire pendant 2 à 3 min, puis mettez les asperges. Salez et poursuivez la cuisson 2 à 3 min en surveillant. Retirez du feu et servez avec quelques copeaux de parmesan.

JOUR 4

DÉJEUNER

- Salade de concombre à la menthe + 1 portion de vinaigrette légère
- 1 steak haché à 5 % de MG cuit au gril + moutarde
- 150 g de spaghettis cuits *al dente* + sauce tomate maison
- 1 yaourt au soja nature + fraises coupées en morceaux

La sauce tomate fait partie des sauces pauvres en graisses et en calories. Elle est idéale pour agrémenter vos plats de pâtes !

DÎNER

- Salade de lentilles (150 g, en conserve), escalope de dinde coupée en morceaux (50 g), roquette, poivron rouge + ½ pomme coupée en morceaux + 3 noix + 1 à 2 portions de vinaigrette légère
- 1 faisselle nature + coulis de framboises (voir recette p. 33)

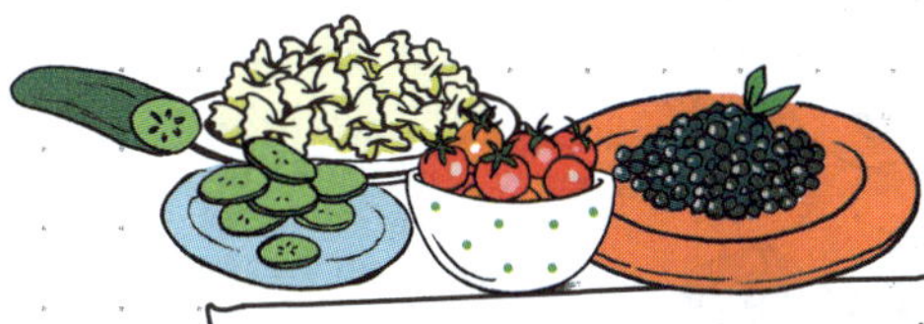

Riches en fibres, protéines, magnésium et composés antioxydants, les lentilles ont aussi un index glycémique bas et un fort pouvoir rassasiant. Intégrez-les dans vos menus régulièrement !

Sauce tomate maison (pour 1 grand bocal)

Lavez 6 belles tomates bien mûres, puis réalisez un croisillon sur le dessus avec un couteau et plongez-les dans une casserole d'eau bouillante pendant 15 à 20 s. Égouttez-les, pelez-les et coupez-les en morceaux. Si ce n'est pas la saison des tomates, utilisez à la place un bocal de pulpe de tomates fraîches. Épluchez et émincez 1 oignon. Lavez et hachez 1 gousse d'ail. Faites revenir l'oignon et l'ail dans une poêle antiadhésive avec 1 c. à s. d'huile d'olive, puis ajoutez les tomates. Salez, poivrez et ajoutez 1 c. à c. de sucre complet pour enlever l'acidité. Laissez fondre les tomates pendant 15 min en mélangeant régulièrement. Vous pouvez passer cette sauce au mixeur si vous préférez les sauces bien lisses. Cette sauce tomate se conserve 4 à 5 jours au réfrigérateur. Vous pouvez aussi la congeler (dans un bac à glaçons, par exemple, pour avoir de petites portions).

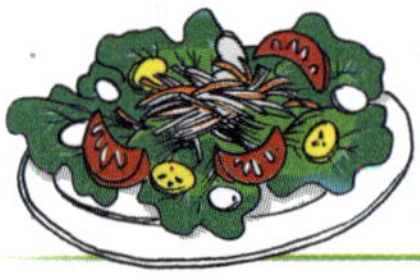

JOUR 5

DÉJEUNER

- Salade de pommes de terre (150 g), oignon rouge, cornichons émincés, ciboulette + 1 portion de sauce crudités
- 100 g d'aiguillettes de canard grillées
- Épinards sautés + 1 c. à s. de parmesan râpé
- 2 clémentines

DÎNER

PIZZA !

Les bons combos :

¼ de pizza royale + salade de crudités variées
+ 1 fruit frais

ou

¼ de pizza 4 saisons (aux légumes)
+ salade verte et dés de poulet grillé
+ 1 yaourt nature

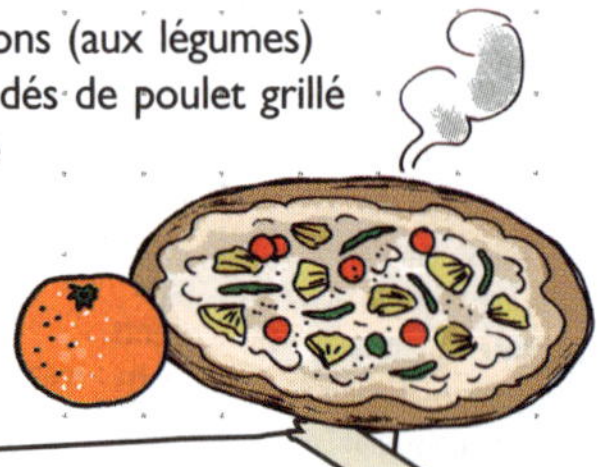

Épinards sautés (pour 4 personnes)

Mettez 1 kg d'épinards en branches surgelés nature dans un grand saladier en verre et faites-les décongeler pendant 5 à 10 min au four à micro-ondes. Ôtez le surplus d'eau, puis mettez les épinards dans une casserole avec 10 cl de crème légère (ou crème de soja). Salez, puis faites cuire à feu doux pendant 20 min environ (les épinards doivent être bien fondants). Ajoutez un peu d'eau en cours de cuisson si nécessaire.

Évitez les pizzas 4 fromages (très riches en graisses) et les calzones (très riches en glucides à cause de la « double pâte ») !

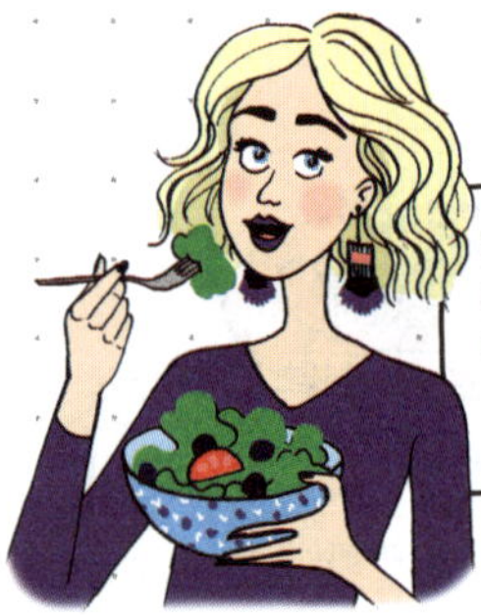

Vous manquez de temps ? Choisissez des épinards surgelés à la crème en vérifiant bien qu'ils apportent 10 g de graisses (lipides) maximum par portion.

Pas envie de cuisiner ? Ou juste envie d'une bonne pizza ? Voici quelques conseils pour équilibrer votre repas... La pizza est composée de pâte à pain (farine blanche à l'IG élevé), de sauce tomate, de fromage (en grande quantité !) et de garniture variée : jambon, champignons, chorizo, merguez... Pour éviter d'exploser l'addition calorique, servez-vous une portion raisonnable (1 part équivalente à ¼ de pizza surgelée) et accompagnez votre pizza de crudités variées (salade verte, tomates cerise... avec une vinaigrette bien citronnée ou vinaigrée pour réduire l'impact de la pizza sur la glycémie). Terminez votre repas par un dessert simple (fruit frais ou laitage nature).

JOUR 6

WEEK-END **DÉJEUNER**

- Papillote de cabillaud sur lit de poireaux
- 150 g de riz basmati semi-complet + 1 c. à c. d'huile d'olive
- 1 fromage blanc
- 1 poire

APÉRO DÎNATOIRE **DÎNER**

- Verrines de pois chiches au cumin
- Assiette de charcuteries maigres (jambon blanc et cru, rondelles de bacon, viande des Grisons)
- Tomates cerise et bâtonnets de carottes/concombre + tzatziki
- Verrines de salade de fruits de saison

La cuisson en papillote fait partie des modes de cuisson « healthy » : cuisson douce sans matière grasse (ou presque) qui restitue les saveurs intactes des aliments… Pensez-y !

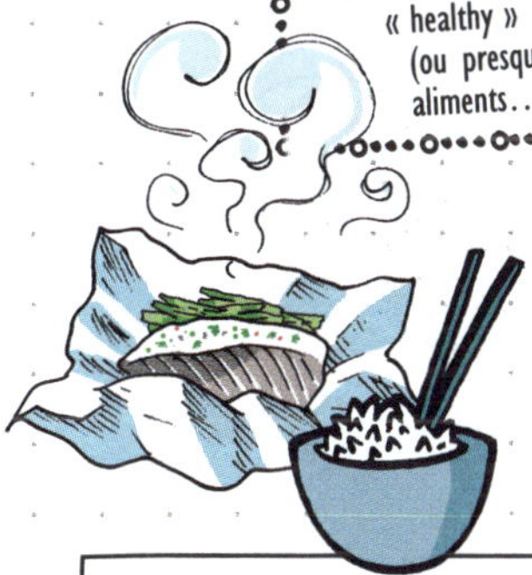

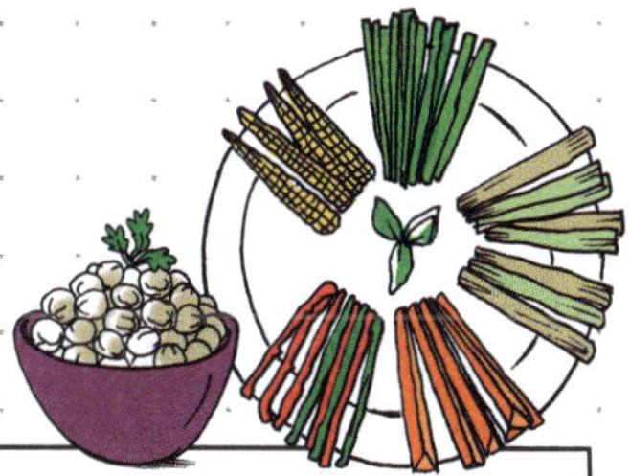

Verrines de pois chiches au cumin (pour 6 à 8 verrines)

Égouttez et rincez 1 boîte de pois chiches. Épluchez et hachez 1 échalote. Coupez 50 g de gouda en petits morceaux. Mélangez le tout et ajoutez 3 portions de vinaigrette légère. Salez et saupoudrez de cumin en poudre. Entreposez au frais pendant 1 h. Servez dans des verrines.

Papillote de cabillaud sur lit de poireaux

Lavez et coupez en tronçons 2 poireaux après avoir enlevé la partie verte abîmée. Faites-les cuire dans une poêle avec 1 c. à c. d'huile et 2 c. à s. d'eau pendant 15 à 20 min, à couvert. Salez, puis mettez-les au centre d'un papier sulfurisé. Déposez-y 1 pavé de cabillaud, salez, poivrez, puis fermez la papillote et faites cuire au four à 180 °C (th. 6) pendant 20 min environ. Vérifiez la cuisson à la sortie du four avec la pointe d'un couteau.

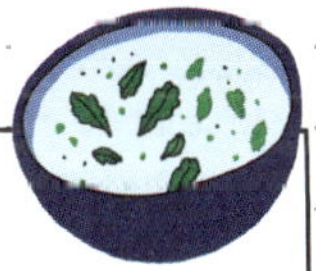

Tzatziki (pour 1 petit bol)

Pelez 1 concombre. Ouvrez-le sur toute la longueur et ôtez la partie centrale contenant les graines. Râpez le concombre, puis ajoutez 1 yaourt nature. Lavez et ciselez 1 dizaine de feuilles de menthe. Mélangez le tout, salez et entreposez au frais pendant 1 h.

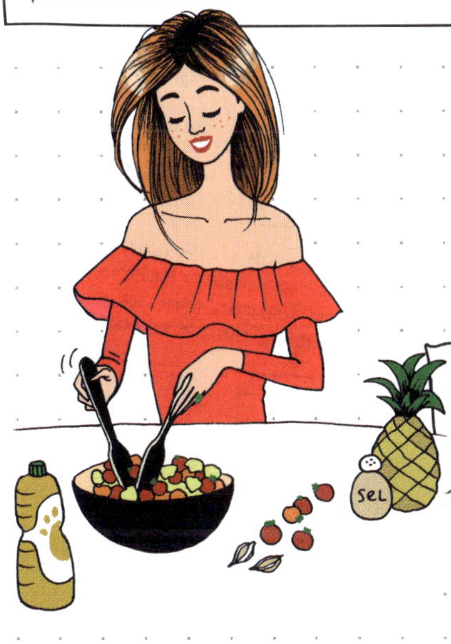

Vous recevez des invités ? Optez pour la formule « apéritif dînatoire » qui vous permet de profiter pleinement de vos amis ! Prévoyez au moins 1 h pour préparer vos mignardises et encore 1 h de réfrigération…

JOUR 7

DÉJEUNER

- Salade de tomates + 1 portion de vinaigrette légère
- Filet mignon de porc aux pruneaux et quatre-épices
- 150 g de semoule complète
- 1 yaourt brassé nature

Vous avez déjà votre portion de fruits avec les pruneaux.

DÎNER

- Soupe de légumes express (voir recette p. 52)
- 2 tranches de jambon de dinde
- Salade de mâche + 30 g de comté en dés + 1 portion de vinaigrette légère
- 1 compote sans sucre ajouté
- 50 g de pain complet

Filet mignon de porc aux pruneaux et quatre-épices (pour 4 personnes)

Épluchez et émincez 1 oignon. Faites-le revenir dans un faitout avec 1 c. à s. d'huile. Enlevez le « gras visible » d'1 filet mignon de porc, puis coupez-le en deux dans le sens de la longueur. Ajoutez la viande dans le faitout, salez et saupoudrez d'1 c. à s. de quatre-épices. Ajoutez 12 pruneaux dénoyautés et ½ verre d'eau.
Couvrez et faites cuire pendant 30 min environ à feu doux.

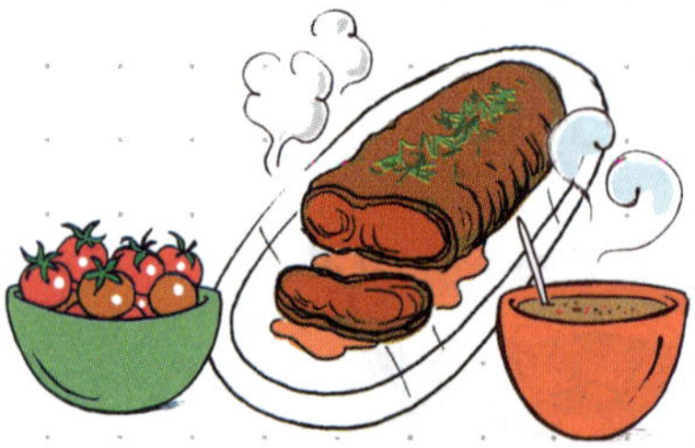

3e semaine

Déjà 2 semaines de programme minceur ! Je suis sûre que vous vous sentez plus légère… Voici une nouvelle semaine de menus rapides pour liquider vos kilos en trop une bonne fois pour toutes…

JOUR 1

DÉJEUNER

- Salade verte agrémentée de carottes râpées, tomates cerise et 30 g de feta en dés + 1 portion de vinaigrette légère
- Carpaccio de bœuf aux câpres
- 150 g de riz cantonais (surgelé)
- ¼ d'ananas

Choisissez un riz cantonais pauvre en graisses : on en trouve à moins de 5 g pour 100 g de produit. Lisez bien les étiquetages nutritionnels !

DÎNER

- Soupe de légumes (que vous aurez préparée la veille !)
- 150 g de spaghettis semi-complets, cuits *al dente* + sauce tomate maison (décongelée si vous l'avez préparée la semaine précédente, voir recette p. 56) + 100 g de tofu fumé
- 1 faisselle nature avec morceaux de framboises (fraîches ou décongelées)

Si vous n'avez pas de sauce tomate au réfrigérateur ni au congélateur, choisissez une sauce tomate simple en bocal en supermarché (sans viande hachée). Elle sera moins bonne que celle « faite maison » mais, côté graisses, cela reste très raisonnable !

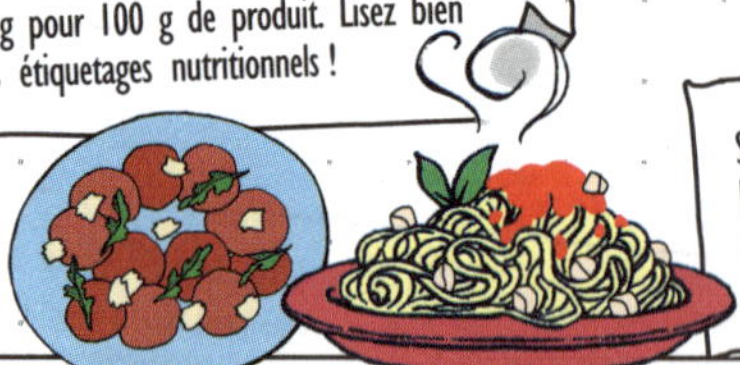

Carpaccio de bœuf aux câpres

Disposez sur une grande assiette 100 g de carpaccio de bœuf (en rosace). Ajoutez 1 portion de vinaigrette légère, 1 c. à s. de câpres hachées et décorez de quelques feuilles de roquette.

JOUR 2

DÉJEUNER EXPRESS

DÉJEUNER

Prêt en 5 minutes, à consommer tout de suite ou à emporter !

- Salade de lentilles (150 g en conserve), betteraves rouges (déjà cuites, sous vide), mâche + 1 à 2 portions de vinaigrette légère
- 1 à 2 tranches de rôti de dinde froid (rayon charcuterie)
- 1 yaourt nature + 1 compote sans sucre ajouté

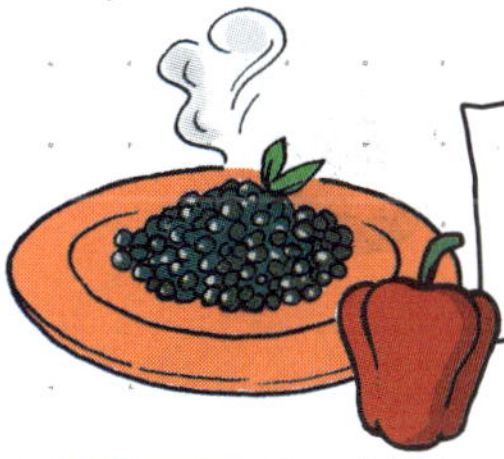

Préparez plus de riz que nécessaire, vous en mangerez demain !

DÎNER

- 100 g de rumsteck cuit au gril + 1 c. à c. de moutarde
- Poêlée de poivrons + 150 g de riz basmati
- 1 yaourt nature au lait de soja
- ½ mangue

Poêlée de poivrons

Lavez et émincez 1 gros poivron (ou 2 petits) après avoir ôté les graines. Faites chauffer 1 c. à c. d'huile d'olive dans une poêle antiadhésive et ajoutez les lamelles de poivron. Salez, poivrez, versez 2 à 3 c. à s. d'eau, puis couvrez et laissez cuire à feu doux pendant 30 min environ (le poivron doit être bien fondant). Parsemez 1 c. à c. de graines de sésame et servez.

JOUR 3

DÉJEUNER

- Salade de tomates, concombre, cœurs de palmier, 100 g de thon au naturel, 30 g de mozzarella + 1 portion de vinaigrette légère
- 1 compote sans sucre ajouté
- 50 g de pain complet

DÎNER

- 100 g de blanc de poulet grillé
- Aubergine sauce tomate + 1 à 2 c. à s. de parmesan râpé + restes de riz basmati (150 g)
- 1 poire

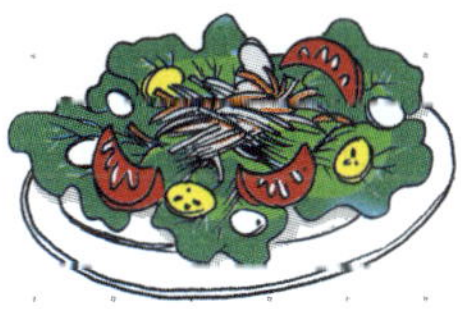

Aubergine sauce tomate

Épluchez et émincez 1 échalote ou ½ oignon. Lavez et coupez en cubes 1 belle aubergine. Dans une poêle, faites revenir les légumes avec 1 c. à s. d'huile, puis ajoutez 100 à 150 g de sauce tomate. Salez, poivrez, puis laissez cuire à couvert pendant 30 min environ à feu doux.

JOUR 4

DÉJEUNER

- Salade de gésiers (100 g), mâche, tomate + 1 portion de vinaigrette légère
- 1 fromage blanc au lait de brebis
- 1 pomme
- 50 g de pain complet

DÎNER

- 2 œufs durs
- Épinards sautés (voir recette p. 56) + 30 g de fromage râpé
- 150 g d'ananas au jus (conserve, sans sucre ajouté)
- 50 g de pain complet

Faites revenir les gésiers confits dans une poêle antiadhésive après les avoir égouttés, puis déposez-les sur du papier absorbant pour enlever l'excès de graisse.

Les épinards font partie des légumes minceur par excellence : riches en fibres et pauvres en calories, ils apportent du calcium, du potassium et du magnésium en bonne quantité, de quoi rester en forme… sans les formes !

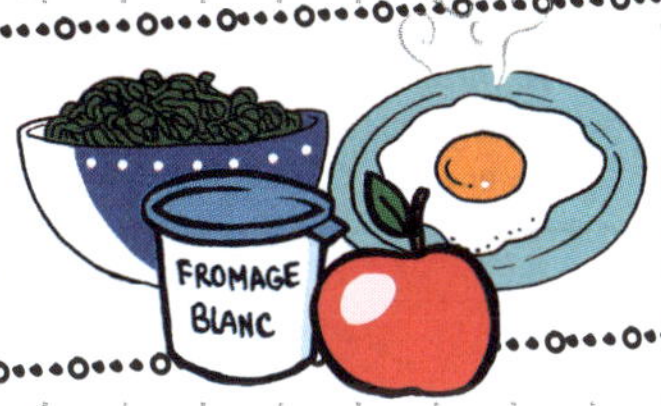

JOUR 5

DÉJEUNER

- 100 g d'escalope de dinde poêlée
- Brocolis sautés + spaghettis cuits *al dente* (150 g) + 1 c. à s. de parmesan râpé
- 1 brochette de fruits exotiques

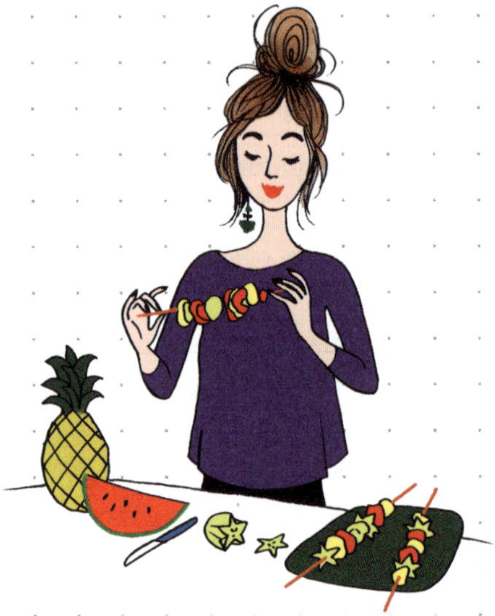

DÎNER

- Salade composée : 100 g de crevettes, cœurs de palmier, chou rouge, ½ petit avocat + 1 portion de vinaigrette légère
- 2 petits-suisses nature
- 1 compote sans sucre ajouté
- 50 g de pain intégral

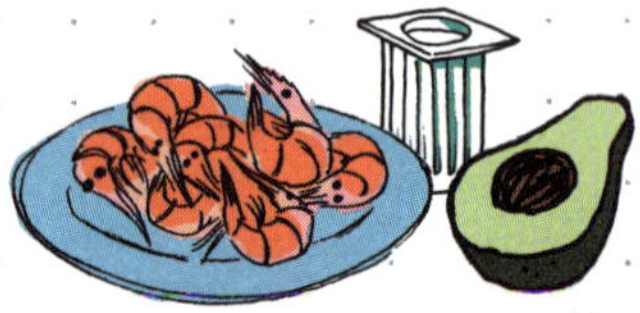

Brochettes de fruits exotiques (pour 4 personnes)

Épluchez et coupez en morceaux 2 kiwis et ½ ananas (ou le reste d'ananas au jus de la veille). Pelez et coupez en rondelles 1 banane (citronnez-la pour éviter qu'elle noircisse). Égouttez ½ boîte de litchis au sirop. Enfilez les morceaux de fruits sur des piques à brochettes et dégustez bien frais.

JOUR 6

WEEK-END **DÉJEUNER**

- Choucroute au poisson express
- 1 fromage blanc + fraises coupées en morceaux

Qui a dit que la choucroute n'était pas compatible avec un programme minceur ? C'est au contraire un plat complet bien équilibré, à condition de bien la choisir (au poisson) !

Choucroute au poisson express

Préchauffez le four à 180 °C (th. 6). Mettez dans un plat à gratin 250 g de choucroute cuite (chou seul) et 25 g de lardons de bacon. Mélangez, puis déposez par-dessus un filet de poisson blanc. Ajoutez 150 g de pommes de terre (cuites sous vide) et enfournez pour 20 min environ. C'est prêt !

DÎNER

- Taboulé de quinoa (150 g), concombre, tomate, crottin de chèvre (30 g), menthe + 1 portion de vinaigrette légère
- Courgettes sautées (avec 1 c. à c. d'huile) au poulet (100 g)
- 1 poire

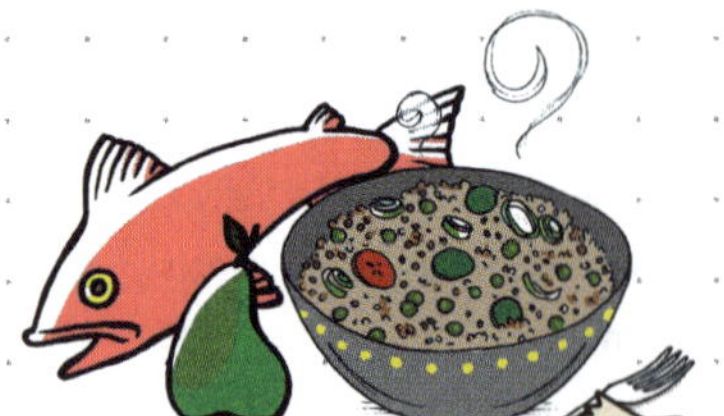

Si vous préférez faire un repas végétarien, remplacez le poulet par du tofu aux herbes.

JOUR 7 WEEK-END

BRUNCH

- Café ou thé
- Müesli bowl
- 1 œuf au plat + 3 tranches de bacon + salade de roquette et tomates cerise
- 50 g de pain intégral + beurre

Choisissez bien des tranches fines de bacon (3 à 4 % de MG seulement) !

GOÛTER

Ne zappez pas le goûter, vous risqueriez de grignoter avant le dîner !

- 1 kiwi + 10 amandes (en cas de petit creux)

ou

- 1 tranche de pain complet beurré + fromage blanc (pour combler une grosse faim)

DÎNER

- Salade de fenouil cru émincé et de pamplemousse (½ unité) + 1 portion de vinaigrette légère
- Tartare de saumon
- 1 faisselle nature
- 50 g de pain complet

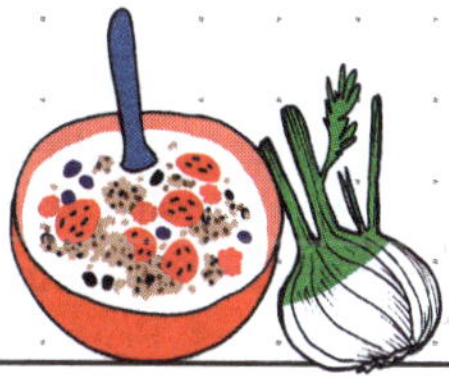

Müesli bowl

La veille, mélangez 150 g de fromage blanc (au lait de vache, chèvre ou brebis) ou de yaourt au soja avec 2 c. à s. de petits flocons d'avoine (ou de son d'avoine). Ajoutez 2 c. à c. de sirop d'agave et 100 g de fruits rouges grossièrement écrasés.
Le matin, versez votre müesli dans un petit bol. Décorez avec quelques fruits rouges entiers et 1 c. à s. de fruits secs (noisettes, amandes, pistaches).

Tartare de saumon

Coupez en petits cubes 100 g de saumon très frais. Détaillez également en morceaux 1 tranche de saumon fumé. Ajoutez un filet de jus de citron, 1 c. à c. de câpres hachées, 1 c. à s. de crème légère (ou de soja) et 2 cornichons coupés finement. Salez, poivrez et saupoudrez d'aneth surgelé (ou de ciboulette). Entreposez au frais pendant 1 h (ou moins si vous ne voulez pas que le saumon soit cuit par le citron). Servez dans un joli verre.

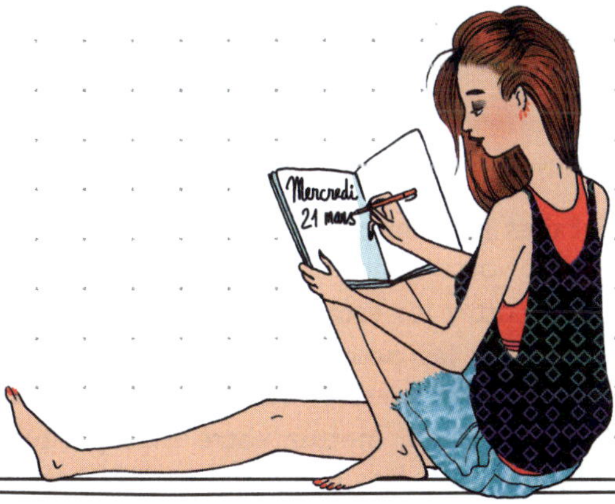

Vous avez terminé les 3 semaines de menus ! Bravo ! Pensez à remplir votre carnet de bord (p. 83) ! Vous souhaitez encore vous affiner ? Continuez ce programme minceur : reprenez les menus à la 1re semaine jusqu'à ce que vous ayez atteint vos objectifs.

Mes défis body-fit

Votre emploi du temps ne vous permet pas d'intégrer des séances d'activité physique ? Voici quelques conseils pour bouger plus au quotidien, sans chambouler votre planning.

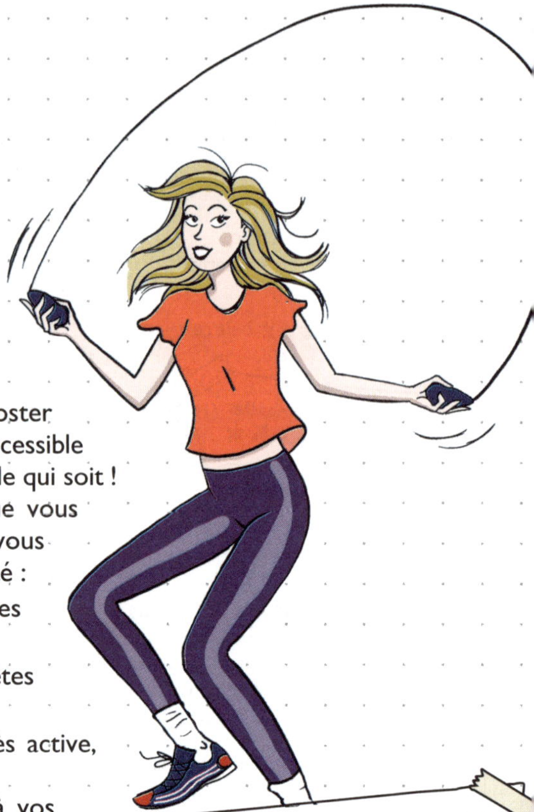

Bouger plus au quotidien

Pour augmenter les dépenses énergétiques et booster votre perte de poids, rien de tel que la marche : accessible à tous, c'est aussi l'activité physique la plus naturelle qui soit ! Vous n'avez aucune idée du nombre de pas que vous réalisez chaque jour ? Pour le savoir, munissez-vous d'un podomètre ou d'un bracelet-montre connecté :

- En dessous de 5 000 pas par jour : vous êtes sédentaire… Mais plus pour longtemps !
- Entre 5 000 et 10 000 pas par jour : vous êtes moyennement active… Peut mieux faire !
- Au-dessus de 10 000 pas : vous êtes déjà très active, bravo !

Le podomètre agit comme un véritable coach à vos côtés : l'objectif est de vous surpasser et de devenir une vraie *fit-walk-girl* ! À vos baskets !

Vous n'avez pas de podomètre ni de montre connectée ? Téléchargez une application « podomètre » sur votre Smartphone. Par exemple : Runtastic podomètre®, pour Android, Runmeter podomètre GPS®, pour iPhone.

Adoptez la marche « active » : redressez-vous, serrez les fesses et le ventre le plus souvent possible et ajoutez quand vous le pouvez un mouvement de bras d'avant en arrière.

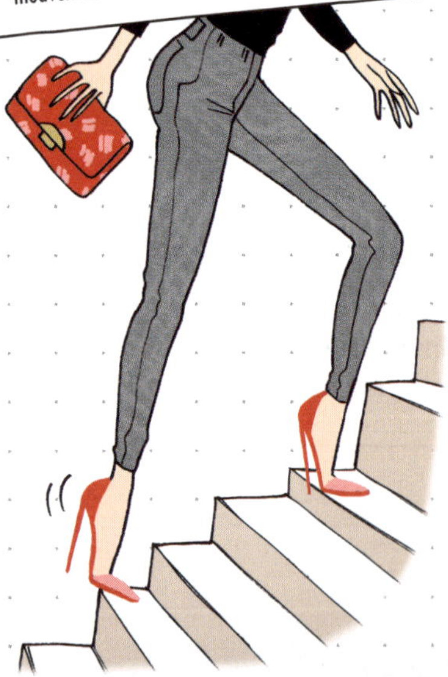

Mes astuces pour faire plus de pas

- Faites les cent pas lorsque vous appelez une amie avec votre smartphone ;
- Boycottez les escalators et les ascenseurs ;
- Réalisez les petits trajets à pied le plus souvent possible et amusez-vous à faire des détours ;
- À la maison, mettez votre musique préférée et lancez-vous dans une danse endiablée (effet défouloir et anti-stress garanti !) ;
- Mettez à profit votre pause déjeuner en prenant l'air après votre repas ;
- Challengez une amie ou lancez des défis au boulot : à plusieurs, cela devient un jeu très amusant et motivant.

Chapitre 4

La gourmande née

« La gourmandise est un vilain défaut » : on vous l'a dit mille fois… mais quand on vous propose gentiment un morceau de chocolat, c'est plus fort que vous, vous acceptez illico ! Retrouvez dans ce chapitre les clés indispensables pour maîtriser vos envies et vous faire plaisir sans laisser de traces disgracieuses sur votre silhouette. Car, oui, concilier gourmandise et ligne svelte, c'est possible !

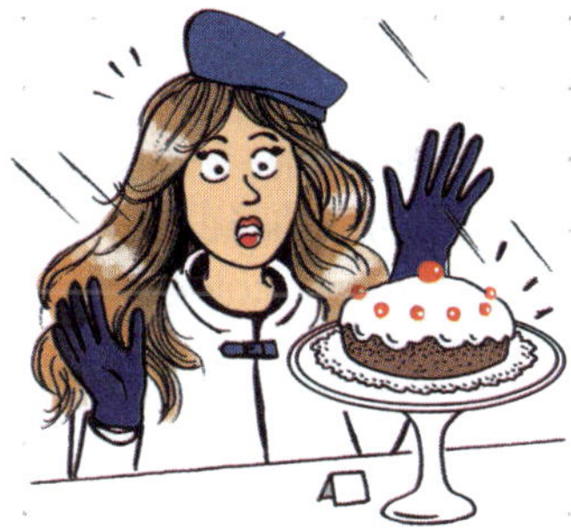

Test

Quelle gourmande je suis ?

Êtes-vous plutôt gourmande ou gourmet ? Avant de vous proposer des solutions concrètes à vos péchés de gourmandise, je vous propose de tester vos envies grâce au test qui suit…

Quand vous entrez dans une boulangerie-pâtisserie…

○ Vous regardez la spécialité de la maison, curieuse de découvrir de nouvelles saveurs.

□ Vous louchez sur les viennoiseries d'où s'échappent des odeurs irrésistibles.

Au restaurant, vous préférez…

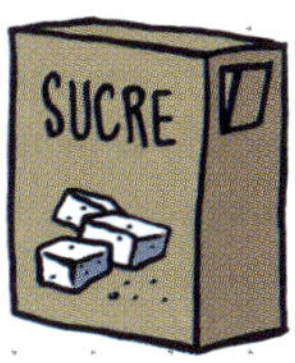

○ Le café gourmand et ses mignardises sucrées qui permettent de découvrir les spécialités de la maison.

□ Le dessert du chef : c'est une valeur sûre.

Vous vous définissez plutôt comme une gourmande…

○ Raffinée et curieuse.

□ Généreuse et authentique.

Vous partez en vacances dans une région que vous ne connaissez pas…

○ Vous avez hâte de découvrir les spécialités locales et vous prenez quelques renseignements sur les restaurants gastronomiques.

□ Vous prévoyez déjà de rapporter du fromage, de la charcuterie ou des douceurs sucrées locales.

C'est la Saint-Valentin ! Votre chéri vous emmène plutôt dans…

- ○ Un restaurant gastronomique.
- □ Un restaurant italien très cosy.

Des amis vous offrent un cours de cuisine. Vous choisissez…

- ○ Un cours de cuisine moléculaire pour développer votre savoir culinaire.
- □ Un atelier « cupcakes » : vous salivez déjà à l'idée de préparer ces petits gâteaux colorés !

Dans vos placards, vous collectionnez plutôt…

- ○ Les épices et les aromates : vous adorez cuisiner pour votre famille et vos amis.
- □ Les plaquettes de chocolat : aux noisettes, au praliné, aux raisins… Il vous faut votre dose de chocolat le soir devant votre série.

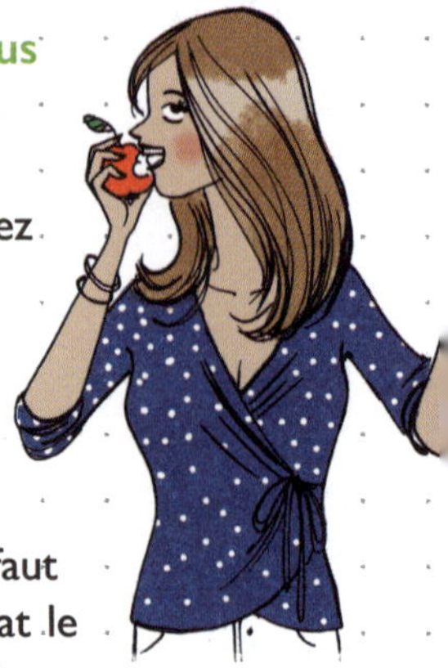

Peut-être êtes-vous une gourmande à la fois raffinée et authentique, comme c'est souvent le cas. Retrouvez dans les pages qui suivent des astuces pour mieux maîtriser vos pulsions grâce au « self-control » et pour vous faire plaisir sans conséquences pour votre silhouette !

FAITES LES COMPTES !

○	□

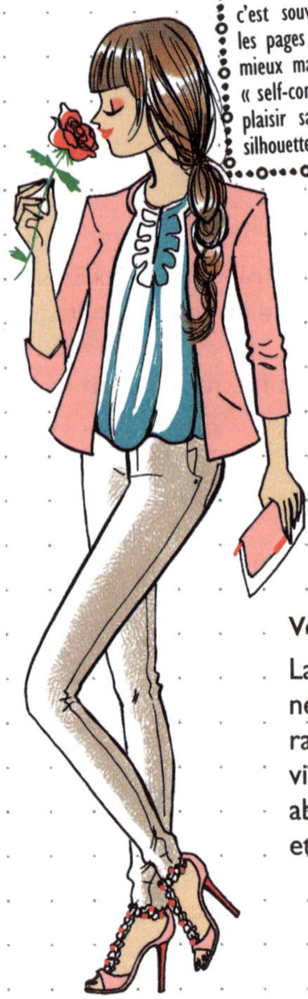

Vous avez une majorité de ○ : *Vous êtes une gourmande raffinée.*

Chez vous, la gourmandise n'est pas une tare mais plutôt une joie de vivre ! Manger, c'est se nourrir et surtout se faire plaisir, mais aussi partager un bon repas, découvrir de nouvelles saveurs… Vous aimez goûter à tout et ne savez pas dire « non » quand on vous propose une petite douceur… Pour déloger la cellulite qui s'est installée ces dernières années, apprenez à maîtriser vos envies et à vous faire plaisir avec des mets simples et légers !

Vous avez une majorité de □ : *Vous êtes une gourmande authentique.*

La gourmandise est entrée dans votre vie quand vous étiez enfant… et ne vous a jamais quittée ! Vous mangez presque toujours plus que de raison (pas question d'en laisser une miette quand c'est bon !) et n'envisageriez pas de manger sans plaisir. Apprenez à vous faire plaisir sans abuser en quantité afin de mieux maîtriser vos apports énergétiques, et à cuisiner léger pour dégommer ces kilos qui vous gâchent la vie !

Objectif : gourmande et mince !

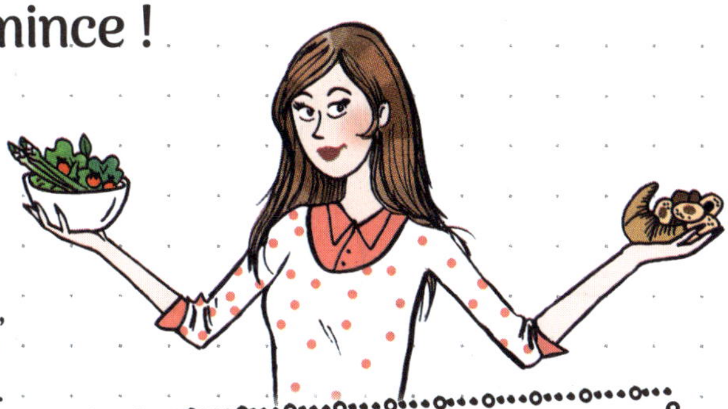

Vous avez le droit d'être gourmande, mais si cette propension démesurée à croquer la vie (et le chocolat !) à pleines dents finit par empâter votre silhouette, il est temps de réagir ! Vous ne savez peut-être pas différencier la faim de l'envie de manger, ou perdez le contrôle de vous-même quand vous mangez quelque chose que vous aimez. Voici des conseils simples pour mieux contrôler vos pulsions, et surtout maîtriser vos portions.

Vous n'arrivez pas à faire la différence entre la faim et l'envie de manger ?
Quand vous « avez faim » en dehors des repas, buvez d'abord un grand verre d'eau (plate ou pétillante) ou une boisson chaude (thé, infusion). Si les sensations désagréables reviennent un quart d'heure plus tard, c'est que vous avez vraiment faim ! Autorisez-vous alors une collation (un fruit frais, un laitage nature, par exemple).

Respecter les bases de l'équilibre alimentaire

Tout d'abord, assurez-vous que vous respectez les principes de base de l'équilibre alimentaire (voir p. 8 à 11) : si vous sautez le petit déjeuner ou bâclez votre déjeuner, vous ne serez pas en mesure de contrôler votre gourmandise (ni votre faim !) dans l'après-midi et finirez par craquer pour tout et n'importe quoi ! Mangez suffisamment à table, structurez vos repas : c'est le b.a.-ba de l'équilibre et de la minceur !

Différencier la faim de l'envie de manger

La gourmandise est souvent synonyme d'envie de manger, elle ne répond pas forcément à un besoin réel de l'organisme ! Pour mieux maîtriser vos pulsions, vous devez donc être capable de différencier ces deux sensations : la faim se passe au niveau de l'estomac (tiraillements désagréables, gargouillis), l'envie de manger se passe plutôt dans la tête quand vous entrez dans une pâtisserie et que vous commencez à saliver…

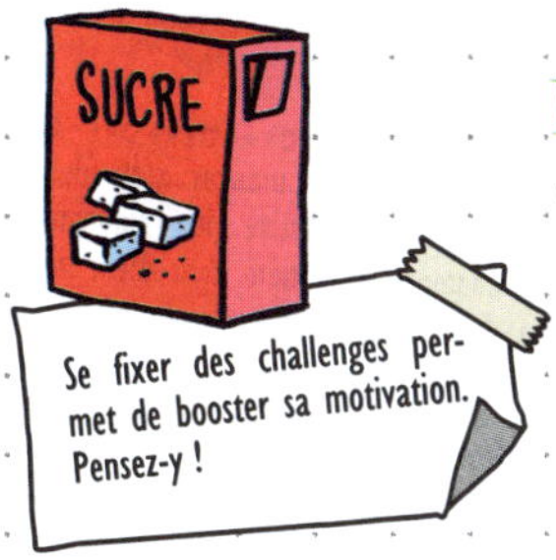
SUCRE
Se fixer des challenges permet de booster sa motivation. Pensez-y !

Développer son « self-control »

Venons-en au cœur du problème : le self-control. Nous avons toutes un penchant pour la gourmandise, mais certaines la maîtrisent mieux que d'autres ! Tout est question de motivation…

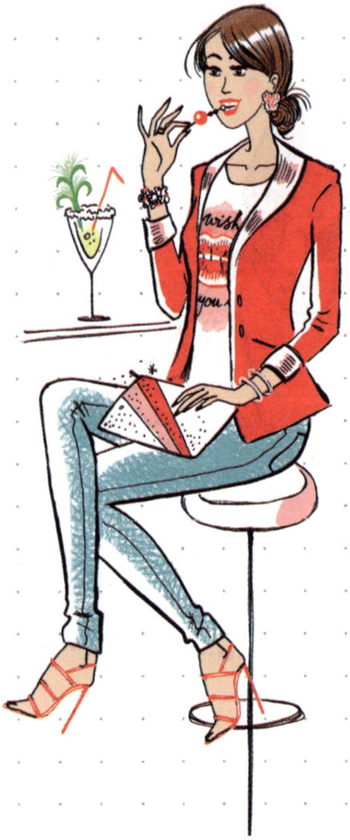

Utilisez un pense-bête (un bracelet, par exemple) qui agira comme un « garde-fou » : dès que vous flanchez, retirez-le. L'objectif est de le garder le plus longtemps possible !

Votre collègue apporte des croissants

Refusez poliment : la sensation de frustration disparaîtra rapidement au profit de la fierté d'avoir résisté !

Je suis invitée

Surtout, évitez d'arriver affamée ! Prenez une collation avant de partir si besoin (un fruit, un fromage blanc...), ce sera beaucoup plus facile de résister aux petits fours et autres mignardises qui vous feront de l'œil.

J'évite les tentations inutiles !

Faites vos courses après un repas : si vous avez faim, votre gourmandise prendra le dessus et vous mettrez dans votre caddie des aliments gras et/ou sucrés.

Je vais au restaurant

Évitez les menus complets et préférez la formule entrée/plat OU plat/dessert. Si vous choisissez un plat riche en graisses, optez pour un dessert léger et *vice versa* : votre gourmandise est ainsi comblée sans exploser le quota de calories de votre repas !

Apprendre à savourer

Comment mangez-vous ? Vite ? Lentement ? Mâchez-vous suffisamment ? Quand vous faites un petit écart (chocolat, gâteau...), savourez, prenez le temps d'apprécier... Il n'y a rien de pire que de craquer sans y prendre plaisir ! Vous constaterez que plus vous appréciez ce que vous mangez, moins vous aurez « besoin » d'en manger.

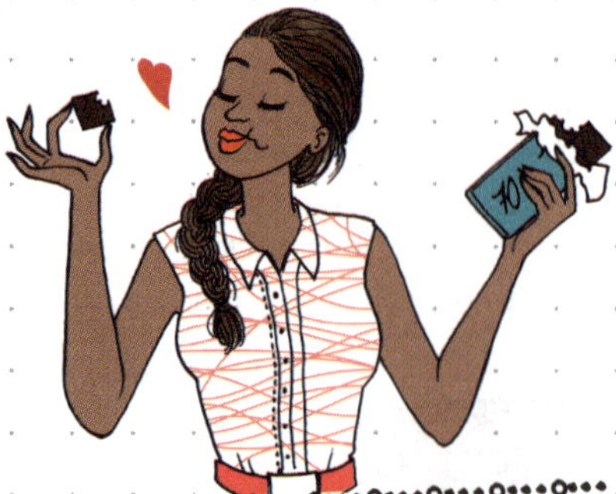

Pour vous exercer à savourer, je vous propose ce petit exercice : prenez un morceau de chocolat (oui, vous avez bien lu !). Placez-le dans un ramequin et faites-le fondre au four à micro-ondes ou au bain-marie. Avant de le déguster, prenez le temps d'observer sa couleur, de sentir l'odeur... puis prenez une petite cuillère et dégustez-le par toutes petites bouchées. Notez sur un bloc-notes toutes les sensations que vous ressentez.

Savourer permet de manger « en pleine conscience ». Cela active plus rapidement le phénomène de satiété. Autrement dit : plus vous savourez, moins vous mangez !

Mes équivalences plaisir

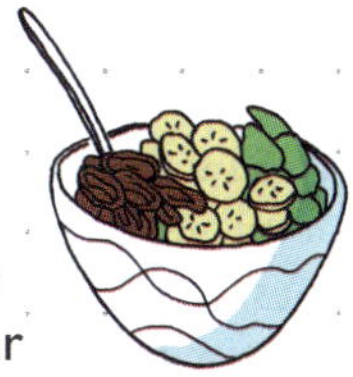

Se faire plaisir et mincir, c'est possible ? OUI ! Cela ne veut pas dire pour autant que vous pouvez manger ce que vous voulez quand vous le voulez... Mais vous pouvez insérer régulièrement dans vos menus de petites pauses gourmandes et légères ! Le secret ? Faire des « équivalences plaisir », pour manger gourmand sans exploser le quota de calories !

Comment procéder ?

Commencez par évaluer la fréquence de vos besoins en gourmandises sucrées ou salées. Tous les jours ? Trois fois par semaine ? Une fois par semaine ?

- Si vos besoins sont quotidiens : vos plaisirs doivent être mesurés (1 petit carré de chocolat noir, 1 rondelle fine de saucisson...) et le repas adapté en conséquence : réduisez la part de matière grasse, par exemple. Sinon, vous ne perdrez pas de poids !
- Si vos besoins sont hebdomadaires : réservez votre repas joker (voir p. 19) de la semaine pour vous faire plaisir, tout simplement !
- Si vos besoins sont intermédiaires, je vous conseille plutôt un système d'équivalences « plaisir » comme ceux qui suivent...

Je peux remplacer...		Par...	
1 part de viande maigre (125 g)	150 kcal	1 chipolata ou 40 g de pâté de campagne	135 kcal
1 part de viande (125 g) + 1 part de fromage	270 kcal	70 g de fromage de votre choix	280 kcal
50 g de pain + 10 g de beurre	200 kcal	60 g de brioche nature (2 fines tranches)	210 kcal
1 fruit frais	100 kcal	2 boules de sorbet simple (citron, cassis, framboises...)	100 kcal
1 laitage nature	60 kcal	1 boule de glace simple (vanille, café, chocolat)	55 kcal
1 c. à c. d'huile	45 kcal	10 g de chocolat noir	53 kcal
1 c. à c. d'huile	45 kcal	1 rondelle de saucisson (15 g)	60 kcal

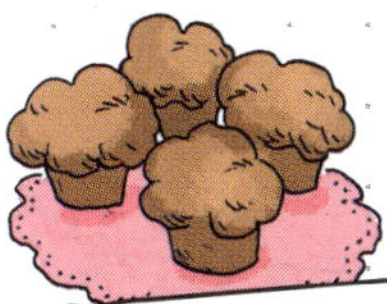

Vous pouvez constater que les équivalences plaisir ne sont pas tout à fait « justes » en termes de calories. Par ailleurs, même quand les valeurs énergétiques sont identiques, les apports en nutriments (protéines, sucres, graisses...) sont différents. Voilà pourquoi vous ne pouvez pas réaliser ces équivalences quotidiennement sans déséquilibrer votre alimentation !

La bonne fréquence des équivalences plaisir : 1 à 2 fois par semaine (+ le repas joker).

Je mange quoi le matin ?

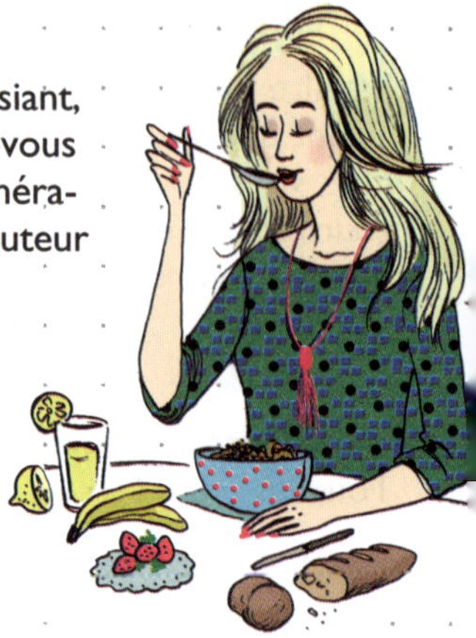

Tout d'abord, évitez le pain blanc (baguette, pain de mie), peu rassasiant, et préférez les pains à l'ancienne, élaborés avec du levain. Méfiez-vous aussi des tartines croustillantes (genre Cracottes®) qui ne calent généralement pas plus de 2 heures et qui vous font loucher sur le distributeur de snacks au boulot !
Voici 2 petits déjeuners complets et équilibrés, spécial gourmandes, histoire de réveiller agréablement vos papilles dès le saut du lit !

Mon petit déjeuner salé

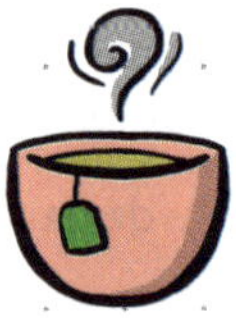

- Café ou thé
- 50 g de pain aux céréales ou de seigle, au levain
- 25 g de fromage à tartiner
- 1 tranche de jambon blanc OU 50 g d'avocat coupé en lamelles OU 1 œuf
- 1 fruit frais (à conserver éventuellement pour une collation)

Mon petit déjeuner sucré

- Café ou thé
- 50 g de pain de campagne au levain
- 1 c. à s. (20 g) de pâte à tartiner choco-noisettes
- 1 laitage nature
- 1 fruit frais (à conserver éventuellement pour une collation)

Retrouvez d'autres idées de petit déjeuner p. 29 et 48.

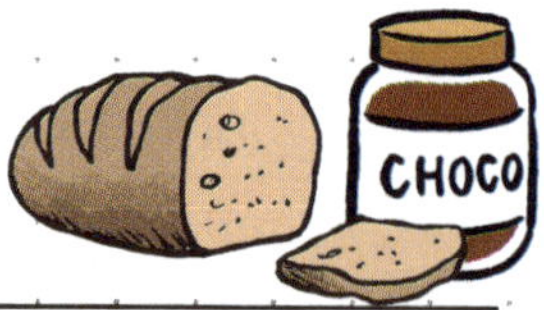

Pâte à tartiner choco-noisettes express (pour 1 pot)
Faites fondre au four à micro-ondes 60 g de chocolat noir à 70 % de cacao avec 100 g de lait concentré non sucré ou de crème de soja. Mélangez bien, puis ajoutez 50 g de purée de noisettes sans sucre ajouté (qu'on trouve facilement en magasin bio) et 50 g de sirop d'agave. Mélangez à nouveau et entreposez au réfrigérateur pendant 1 h minimum. Cette pâte à tartiner se conserve 10 jours au frais.

Mes menus gourmands et légers

C'est parti pour 3 semaines de menus gourmands et légers ! Ces menus vous aideront à garder le cap de l'équilibre alimentaire au quotidien tout en satisfaisant pleinement vos papilles. À vos tabliers !
Selon la saison où vous entamez votre programme minceur, n'hésitez pas à remplacer un fruit ou un légume par un autre !

À la fin de chaque semaine, pensez à réaliser votre bilan minceur (voir p. 83).

1re semaine

JOUR 1

DÉJEUNER

- ½ pamplemousse
- Crevettes sautées à l'ail et au persil
- Brocoli vapeur + 1 c. à c. d'huile d'olive ou de sésame grillé
- 1 yaourt nature
- 50 g de pain complet

DÎNER

- Salade verte + 1 portion de vinaigrette légère (voir recette p. 30)
- Spaghettis au thon + 1 c. à s. de parmesan râpé
- 1 pomme

Pour cette recette, choisissez de préférence un pavé ou un filet de thon (frais ou en conserve, au rayon épicerie) plutôt que du thon en boîte classique.

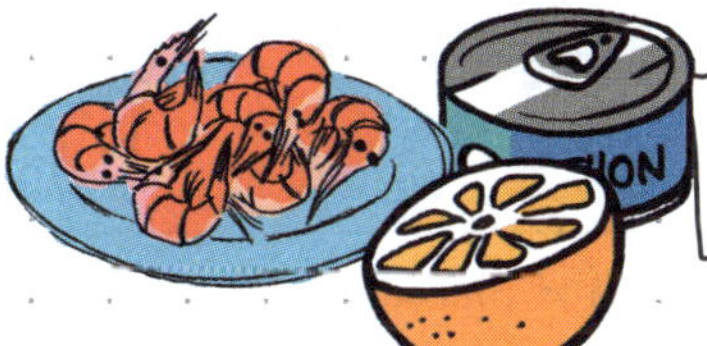

Vous pouvez utiliser aussi des crevettes surgelées déjà décortiquées.

Crevettes sautées à l'ail et au persil (pour 4 personnes)

Décortiquez 600 à 800 g de grosses crevettes cuites. Épluchez et hachez 2 gousses d'ail. Mettez 1 c. à s. d'huile d'olive dans une poêle et faites revenir l'ail sans le brûler. Ajoutez les crevettes, salez, poivrez et saupoudrez de persil surgelé (ou frais, ciselé). Laissez cuire pendant 2 à 3 min et servez.

Spaghettis au thon (pour 4 personnes)

Faites cuire 200 g de spaghettis semi-complets *al dente*. Pendant ce temps, épluchez et émincez 2 échalotes ou 1 oignon. Faites-les revenir dans une sauteuse avec 1 c. à s. d'huile d'olive, puis ajoutez 4 tomates coupées en morceaux. Salez, poivrez et laissez cuire pendant 5 min. Intégrez 400 g de thon coupé en cubes et laissez cuire 3 min supplémentaires. Ajoutez enfin les spaghettis et 4 c. à s. de crème légère ou de soja et servez.

JOUR 2

DÉJEUNER

- 1 steak haché à 5 % de MG cuit au gril + moutarde
- Salade de mâche, betteraves rouges, germes de soja et 30 g de feta + 1 portion de vinaigrette légère
- Banane au coulis de chocolat
- 50 g de pain complet

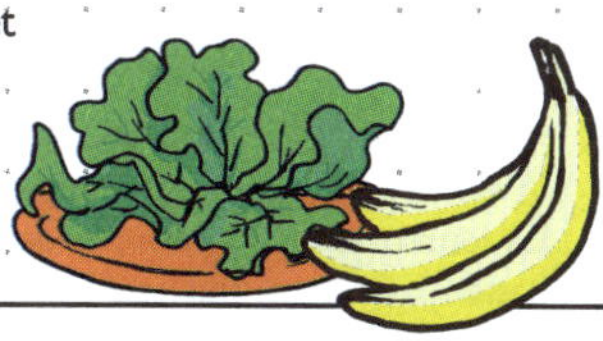

Banane au coulis de chocolat (pour 1 personne)

Coupez 1 banane pas trop mûre en rondelles. Faites fondre 10 g de chocolat noir avec 1 c. à s. de lait au four à micro-ondes. Mélangez bien et nappez les rondelles de banane. Dégustez aussitôt.

DÎNER

- Salade de tomates, concombre, radis émincés + 1 portion de vinaigrette légère
- 1 à 2 tranches de jambon blanc
- 1 fromage blanc de brebis
- 1 compote de pomme sans sucre ajouté
- 50 g de pain complet

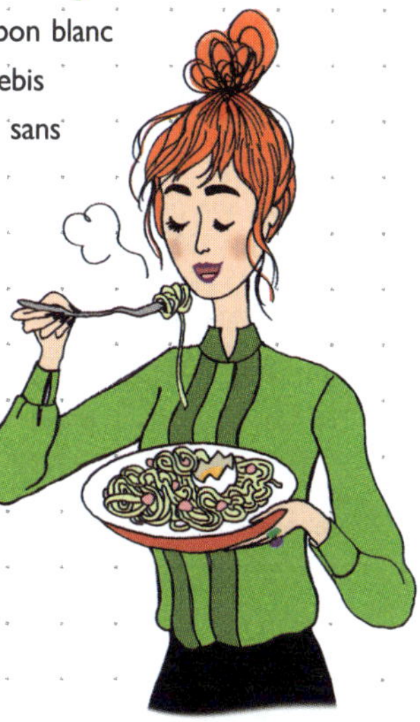

JOUR 3

DÉJEUNER

- Fenouil cru émincé en salade + 1 portion de vinaigrette légère
- Cuisse de dinde à l'ananas
- 150 g de quinoa
- 1 yaourt au soja + coulis de framboises (recette p. 33)

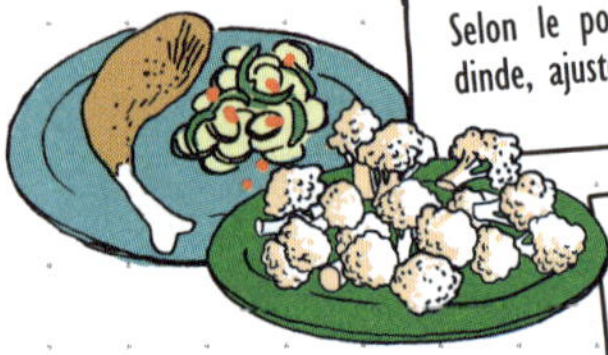

Selon le poids de votre cuisse de dinde, ajustez le temps de cuisson !

Saviez-vous que la cancoillotte contient seulement 5 à 8 % de graisses ? En voilà une bonne nouvelle !

DÎNER

- Raclette minceur à la cancoillotte
- Salade de mesclun + 1 portion de vinaigrette légère
- 1 orange

Quand on mange une raclette, la quantité de fromage consommée fait rapidement gonfler la note calorique : 1 tranche de fromage à raclette apporte à elle seule près de 100 calories ! Combien de tranches prenez-vous ? Faites le compte vous-même... La solution : se contenter de 2 tranches de fromage maximum ou opter pour un fromage plus léger !

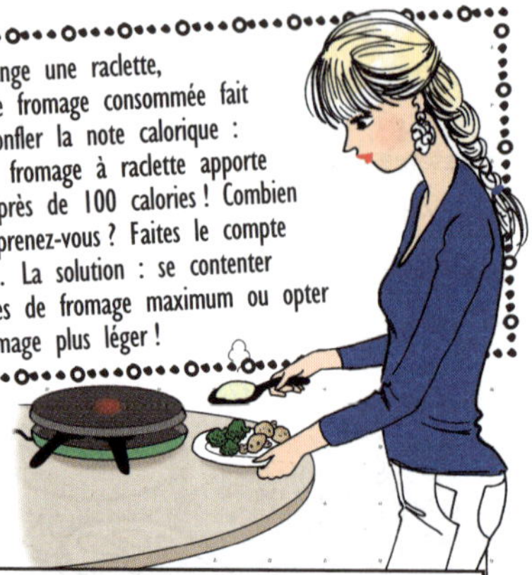

Cuisse de dinde à l'ananas (pour 4 personnes)
Épluchez et émincez 1 oignon. Faites-le revenir dans un faitout avec 1 c. à s. d'huile végétale, puis ajoutez la cuisse de dinde et faites-la dorer également. Versez ½ verre de vin blanc et 1 boîte de tomates concassées. Salez, poivrez et laissez cuire à feu doux pendant 40 min environ en mélangeant de temps en temps (ajoutez un peu d'eau en cours de cuisson si besoin). Intégrez ensuite ½ boîte d'ananas au naturel (conservé au jus) en morceaux et poursuivez la cuisson 5 min supplémentaires.

Raclette minceur à la cancoillotte (pour 4 personnes)
Faites cuire 600 g de pommes de terre à la vapeur (ou le même poids de patates douces). Faites cuire également à la vapeur 1 tête de brocoli (ou de chou-fleur) coupé en fleurettes. Lavez et émincez quelques champignons de Paris. Prévoyez 500 g de charcuterie maigre (jambon blanc, bacon, viande des Grisons). Faites chauffer 300 à 400 g de cancoillotte au bain-marie et servez avec tous les légumes et la charcuterie.

JOUR 4

DÉJEUNER

- Céleri râpé + 1 portion de sauce crudités (voir recette p. 34)
- 100 g de blanc de poulet grillé
- Quinoa aux petits légumes
- 1 bol de fraises

DÎNER

- Clafoutis aux épinards
- Salade de mâche + 1 portion de vinaigrette légère
- 1 compote de poires sans sucre ajouté
- 50 g de pain complet

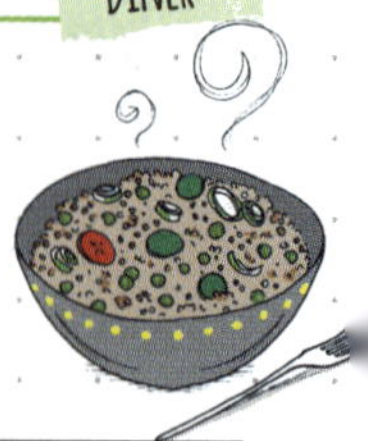

Quinoa aux petits légumes (pour 4 personnes)
Faites cuire 200 g de quinoa à l'eau bouillante salée pendant 15 min et égouttez. Pendant ce temps, épluchez et émincez 1 oignon. Épluchez et coupez 1 courgette dans la longueur, puis taillez-la en demi-lunes. Dans une poêle, faites cuire la courgette et l'oignon avec 1 c. à s. d'huile d'olive pendant 10 min environ. Salez et ajoutez 4 tomates séchées coupées en petits morceaux. Poursuivez la cuisson pendant 5 min. Mélangez avec le quinoa.

Clafoutis aux épinards (pour 4 personnes)
Lavez et émincez 300 g d'épinards frais, puis faites-les fondre au four à micro-ondes pendant 2 à 3 min. Battez 6 œufs en omelette. Salez, poivrez, puis ajoutez 200 g de fromage blanc, 100 g de feta émiettée et 2 c. à c. de moutarde. Intégrez les épinards, puis versez la préparation dans un moule antiadhésif et enfournez à 180 °C (th. 6) pour 30 min environ (vérifiez la cuisson avec la pointe d'un couteau).

JOUR 5

DÉJEUNER

- Salade de pois chiches (150 g), oignon blanc et ciboulette + 1 portion de vinaigrette légère
- 100 g de foie de veau poêlé
- Fondue de poireaux (avec 1 c. à s. de crème légère)
- 1 yaourt brassé nature
- 2 kiwis

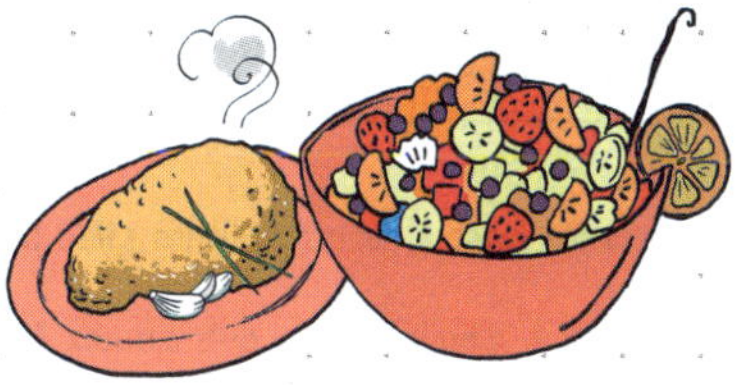

DÎNER

- 1 à 2 tranches de jambon de poulet
- Haricots verts vapeur + 1 c. à s. d'huile d'olive
- 30 g de fromage de chèvre frais
- Salade de fruits spéciale gourmande
- 50 g de pain complet

Salade de fruits spéciale gourmande (pour 4 personnes)

Épluchez et coupez en morceaux 1 pomme, 1 poire et 2 kiwis. Épluchez et coupez en rondelles 1 banane. Mélangez tous les fruits, ajoutez 1 c. à s. de jus de citron, ½ verre de jus de fruits sans sucre ajouté (orange, ananas, multifruits…) et 4 abricots secs coupés en petits morceaux. Laissez macérer au frais pendant 1 h minimum et servez avec quelques pistaches concassées en décor. Selon la saison, utilisez d'autres fruits frais : fraises, melon, pêches…

JOUR 6

DÉJEUNER

- Asperges + 1 portion de vinaigrette légère
- Rôti de porc aux pommes
- Courgettes vapeur + 150 g de boulgour
- 1 faisselle nature

Vous avez déjà votre portion de fruits avec les pommes, terminez donc votre repas par un laitage.

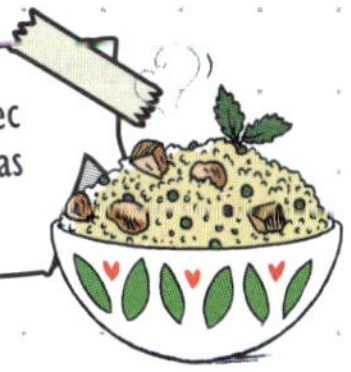

Rôti de porc aux pommes (pour 4 personnes)

Épluchez et émincez 1 oignon. Faites-le revenir dans une poêle avec 1 c. à s. d'huile d'olive. Réservez dans un bol. Faites revenir également un rôti de porc (dans le filet) d'environ 600 g avec 1 c. à s. d'huile végétale sur toutes les faces, puis placez-le dans un plat allant au four. Ajoutez l'oignon et un petit verre d'eau. Salez poivrez et enfournez à 180 °C (th. 6) pour 30 min environ.
Épluchez 4 pommes et coupez-les en morceaux après avoir ôté le trognon. Ajoutez-les dans le plat, saupoudrez de cannelle (facultatif) et poursuivez la cuisson pendant 30 min supplémentaires. Ajoutez un peu d'eau en cours de cuisson si nécessaire.

DÎNER VITE-FAIT ! DÎNER

- 1 bol de gaspacho du commerce
- 2 tranches de truite fumée
- 150 g de taboulé du traiteur
- 2 petits-suisses nature + framboises (décongelées ou fraîches)

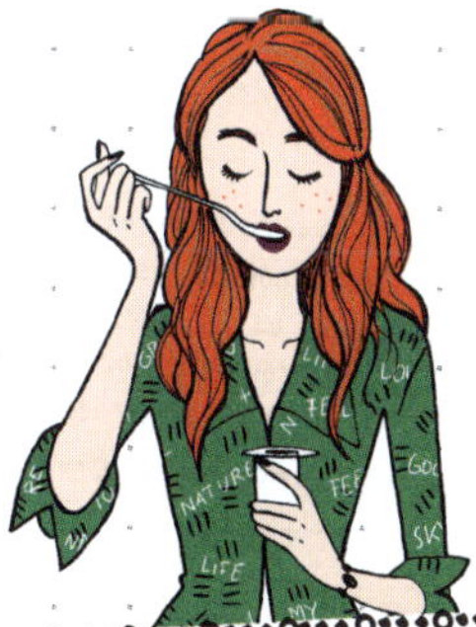

Vous rentrez tard du boulot ? Vous n'avez pas toujours envie de cuisiner ? Pensez à stocker des aliments prêts à être réchauffés et « diététiquement corrects » : bouteilles de soupes chaudes ou froides pauvres en graisses, salades du traiteur (sans mayonnaise ni autre assaisonnement riche en graisses), jambon blanc ou jambon de dinde…

JOUR 7

DÉJEUNER

- Salade de mâche + 1 portion de vinaigrette légère
- Parmentier de poulet à la patate douce
- 1 pomme

DÎNER

- Salade de riz (100 g), maïs (50 g), thon (50 g), 1 œuf dur, tomate, cœurs de palmier, concombre + 2 portions de vinaigrette légère
- 1 yaourt au lait de soja + fruits rouges mixés

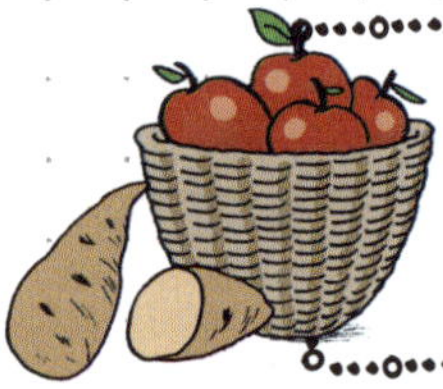

Les patates douces font partie de la famille des féculents. Rassasiantes et riches en goût, elles se cuisinent de différentes façons : au four (coupées en petits cubes ou en frites), en purée, en soupe (avec carottes, potiron, par exemple...). Pensez-y !

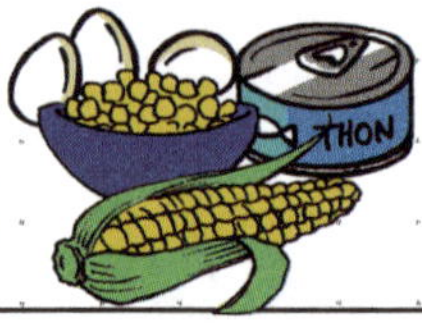

Le maïs est riche en amidon et doit être consommé comme féculent !

Parmentier de poulet à la patate douce (pour 4 personnes)

Épluchez et coupez en cubes environ 700 g de patates douces, puis faites-les cuire à l'eau bouillante salée pendant environ 20 min.
Pendant ce temps, faites revenir dans une poêle 1 oignon émincé avec 1 c. à s. d'huile d'olive, puis ajoutez 400 g de blanc de poulet coupé en lamelles. Salez, poivrez et laissez cuire pendant quelques minutes.
Quand les patates douces sont cuites, écrasez-les ou mixez-les, puis incorporez 10 cl de lait de vache (ou de lait végétal sans sucre ajouté). Salez, poivrez.
Mettez le poulet dans un plat à gratin, versez la purée de patate douce par-dessus. Ajoutez 4 c. à s. de parmesan râpé et faites gratiner au four en position gril jusqu'à ce que le fromage soit très légèrement coloré (une dizaine de minutes).

2e semaine

JOUR 1

DÉJEUNER

- Carottes râpées + 1 portion de vinaigrette légère
- 100 g de filet de saumon cuit au four
- 150 g de riz basmati semi-complet
- 1 fromage blanc
- Carpaccio d'ananas et fraises

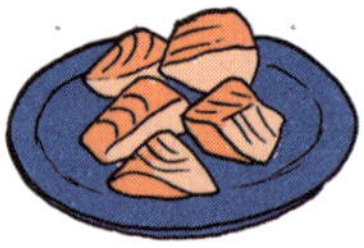

DÎNER

- Salade composée : ¼ d'avocat, 100 g de crevettes, mâche, concombre, tomates cerise + 1 portion de vinaigrette légère
- 30 g de bûche de chèvre
- 1 poire
- 50 g de pain complet

Le saumon fait partie des « poissons gras », au même titre que les harengs, les maquereaux ou les sardines, mais leurs graisses participent à la protection cardio-vasculaire et sont indispensables à l'équilibre nutritionnel. Ne vous en privez pas !

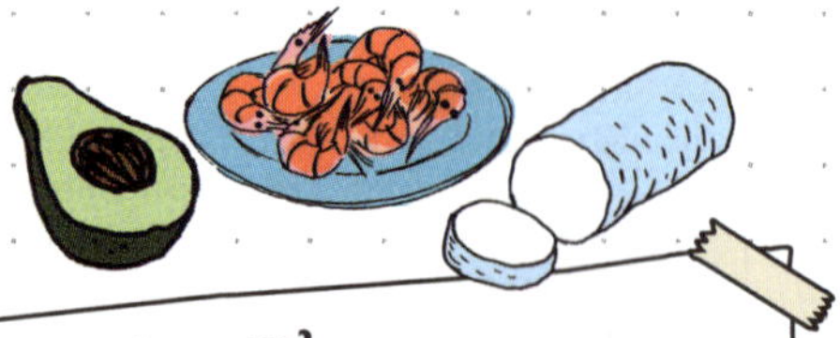

Carpaccio d'ananas et fraises (pour 2 à 3 personnes)

Épluchez et coupez en lamelles très fines ½ ananas. Lavez et émincez 2 poignées de fraises dans le sens de la hauteur. Disposez les tranches d'ananas en rosace sur des petites assiettes et ajoutez les tranches de fraises par-dessus, au centre de l'assiette. Mélangez 1 c. à s. de jus de citron avec 1 c. à s. de miel d'acacia. Versez cette sauce sur les fruits et décorez de menthe ciselée.

Le saviez-vous ?
Le fromage de chèvre est plus facile à digérer que le fromage au lait de vache, mais sa valeur calorique n'est pas moindre... Pour rappel, une portion de fromage est égale à 30 g environ, pas plus.

JOUR 2

DÉJEUNER

- Radis à la croque
- 100 g de steak grillé + moutarde
- 250 g de purée de pois cassés (faite avec du lait : vous avez ainsi votre produit laitier)
- 1 pomme au four

Si vous n'avez pas le courage de préparer vous-même la purée de pois cassés, vous en trouverez au rayon frais ou surgelé : vérifiez bien la teneur en graisses (objectif = 10 g max par portion).

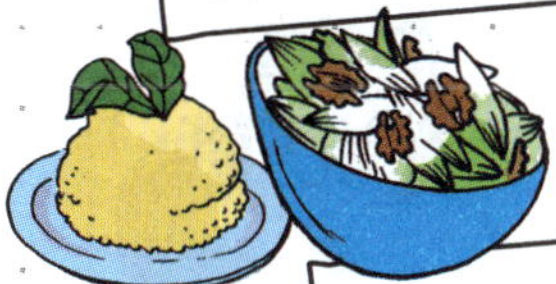

Pour limiter l'impact sur la glycémie de la pâte à pizza et éviter les fringales 2 heures après le repas, prenez un verre d'eau avec un filet de jus de citron !

DÎNER

- 1 verre d'eau avec un filet de jus de citron
- Salade d'endives + 1 portion de vinaigrette légère
- Pizza maison
- 1 compote sans sucre ajouté

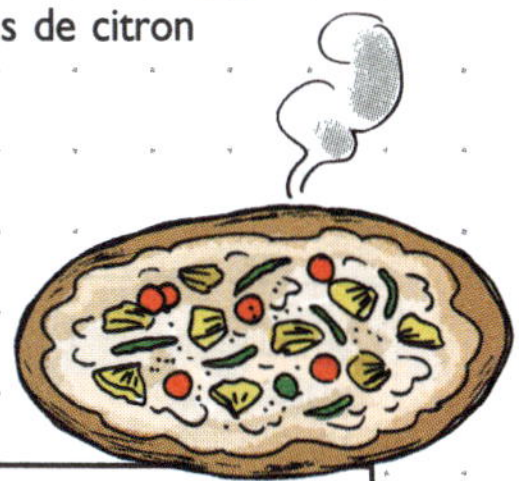

Pizza maison (pour 4 personnes)

Déroulez 1 pâte à pizza toute prête d'environ 250 g. Étalez par-dessus environ 5 à 6 c. à s. de coulis de tomates, puis saupoudrez d'origan. Découpez 2 à 3 tranches de jambon en morceaux, puis ajoutez-les sur la pizza. Lavez et émincez 5 à 6 champignons de Paris et répartissez-les également. Terminez avec 1 boule de mozzarella (125 g) coupée en tranches. Enfournez à 180 °C (th. 6) pour 20 min. Décorez votre pizza de feuilles de roquette au moment de servir.

JOUR 3

DÉJEUNER

Connaissez-vous le « one pot pasta » ? Il s'agit d'un plat de pâtes, légumes et protéines « tout-en-un » : les ingrédients sont mis à cuire dans la même marmite et les pâtes prennent le goût des autres aliments : un vrai régal, sans oublier le côté très pratique : la vaisselle est réduite au strict minimum !

- ½ pamplemousse
- One pot pasta poulet-brocoli
- 1 fromage blanc nature

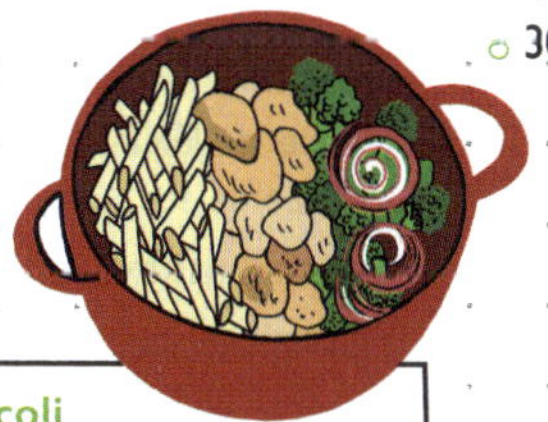

One pot pasta poulet-brocoli (pour 4 personnes)

Pelez et hachez 1 oignon. Coupez 400 g de blanc de poulet en morceaux. Lavez et détaillez en petits bouquets 1 tête de brocoli. Dans une casserole, faites revenir l'oignon avec 1 c. à s. d'huile, puis intégrez le blanc de poulet, le brocoli et 200 g de pennes semi-complets. Salez, puis versez 75 cl d'eau. Portez à ébullition et laissez cuire pendant 20 min. L'eau doit être complètement absorbée. Ajoutez en fin de cuisson 4 c. à s. de crème légère ou de soja et rectifiez l'assaisonnement si nécessaire.

DÎNER

- Soupe de courgettes
- 1 steak de soja
- Salade verte + 1 portion de vinaigrette légère
- 1 compote de poire sans sucre ajouté
- 30 g de pain complet

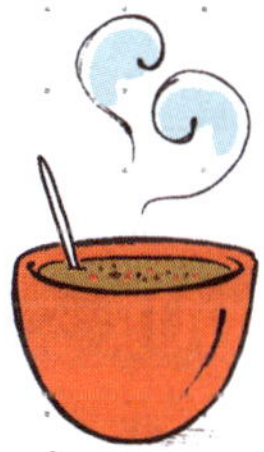

Le steak de soja contient généralement un peu de glucides (10 à 15 g). Réduisez donc votre portion de pain !

Soupe de courgettes (pour 4 personnes)

Pelez et émincez 1 oignon. Lavez 2 belles courgettes, puis coupez-les sans les éplucher. Dans une casserole, faites bouillir 40 cl d'eau avec 1 cube de bouillon de volaille. Ajoutez les légumes et faites cuire pendant 15 min. Versez dans un blender, avec 100 g de chèvre frais et 1 petite c. à c. de curry en poudre (facultatif). Mixez jusqu'à l'obtention d'un velouté. Ajoutez un peu d'eau si nécessaire.

JOUR 4

DÉJEUNER

- Moussaka légère
- 150 g de quinoa
- 2 kiwis

DÎNER

- Salade tiède d'artichauts et de fèves au jambon
- 2 petits-suisses nature
- 1 compote sans sucre ajouté
- 50 g de pain complet

Les aubergines se gorgent de graisse quand elles sont cuites dans l'huile. En revanche, la cuisson au four est parfaitement saine et adaptée à cette recette !

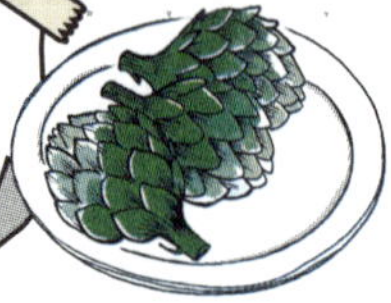

Moussaka légère (pour 4 personnes)

Lavez 2 belles aubergines (600 à 800 g) et coupez-les en tranches d'environ ½ cm d'épaisseur. Placez les tranches sur une plaque recouverte de papier cuisson, salez et faites cuire au four pendant 20 min à 180 °C (th. 6). Pelez et hachez 1 oignon. Faites-le revenir dans une sauteuse avec 1 c. à s. d'huile d'olive, puis ajoutez 400 g de bœuf haché à 5 % de MG. Salez, poivrez, puis ajoutez 250 g de coulis de tomates et 1 c. à s. de miel pour enlever l'acidité. Laissez mijoter 15 min à feu doux. Placez ensuite les tranches d'aubergine et la bolognaise dans un plat à gratin en alternant les couches. Saupoudrez de 4 c. à s. de parmesan ou de 80 g de gruyère râpé et enfournez pour 20 min environ.

Salade tiède d'artichauts et de fèves au jambon (pour 4 personnes)

Faites cuire à l'autocuiseur 300 g de fonds d'artichaut surgelés pendant 8 min après rotation de la soupape, puis coupez-les en quatre. Épluchez et hachez 1 échalote. Plongez 200 g de fèves surgelées dans une casserole d'eau bouillante pendant 5 min. Mélangez tous les ingrédients, avec 200 g de dés de jambon blanc. Laissez tiédir, puis ajoutez 2 grosses poignées de mâche et 6 tranches de jambon cru émincé (enlevez le gras visible). Servez avec de la vinaigrette légère.

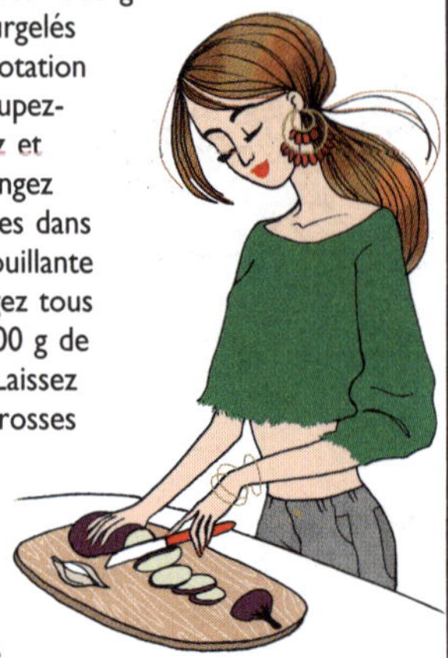

JOUR 5

DÉJEUNER

- Verrine de faisselle au concombre et saumon + 50 g de toasts de pain complet grillé
- 1 cuisse de poulet rôti
- Haricots verts vapeur + 1 c. à s. d'huile d'olive
- 1 banane

DÎNER

- 100 g de rôti de veau au four
- Poêlée de légumes surgelée + 150 g de riz basmati semi-complet
- 1 yaourt nature
- 1 compote sans sucre ajouté

Pensez à enlever la peau du poulet : elle contient 70 % de graisses !

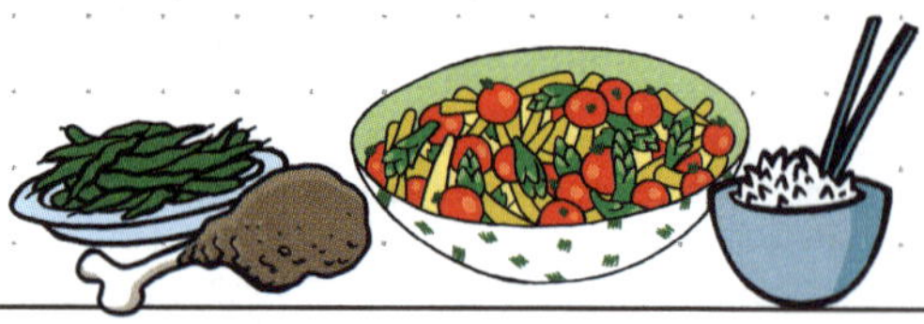

Verrine de faisselle au concombre et saumon (pour 4 personnes)

Coupez très finement 2 tranches de saumon fumé. Épluchez et hachez 1 échalote. Épluchez ½ concombre, ôtez la partie centrale contenant les graines, puis râpez-le. Égouttez 3 faisselles nature, salez légèrement et ajoutez le saumon, l'échalote et le concombre. Saupoudrez d'aneth ciselé, mélangez et versez dans quatre verrines. Entreposez au frais pendant 1 h.

JOUR 6

DÉJEUNER AU BUREAU **DÉJEUNER**

- Salade de pennes semi-complets (150 g) + 1 filet de maquereau à la moutarde, tomates cerise, concombre, pousses de haricots mungo et 30 g de comté
- 1 pomme

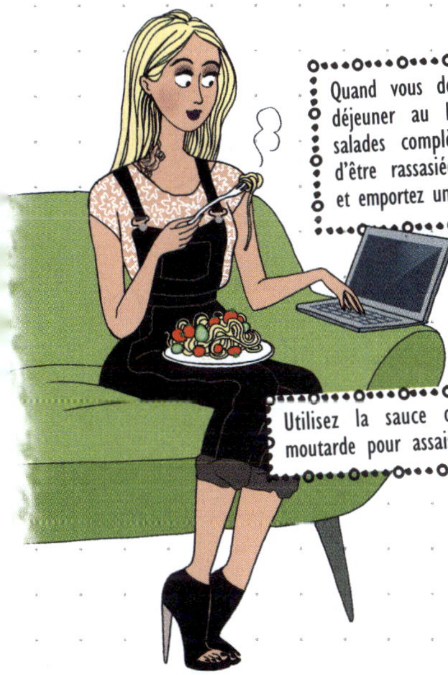

Quand vous devez emporter votre déjeuner au bureau, pensez aux salades complètes qui permettent d'être rassasiée toute l'après-midi, et emportez un fruit pour le dessert.

Utilisez la sauce du maquereau à la moutarde pour assaisonner votre salade !

DÎNER

- Salade de quinoa (100 g), oignon rouge, poivron, pois chiches (50 g), mâche + 1 portion de vinaigrette légère
- Poisson à la tahitienne
- 1 fromage blanc nature
- 1 compote pomme-fraise sans sucre ajouté

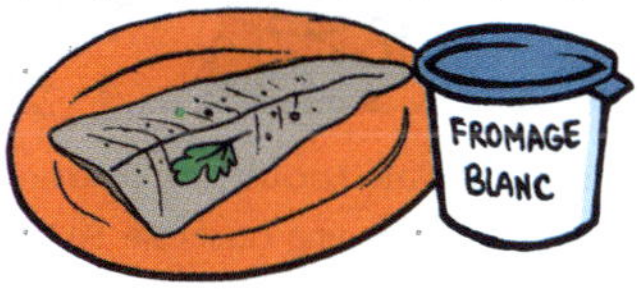

Poisson à la tahitienne (pour 4 personnes)

Coupez 400 g de thon blanc ou rouge très frais en petits cubes. Coupez 2 tomates et ½ concombre en petits morceaux. Épluchez et râpez 1 carotte. Pelez et hachez 1 petit oignon rouge ou blanc. Mélangez les légumes avec le poisson, puis ajoutez 15 cl de lait de coco, salez et poivrez à votre convenance et réservez au frais pendant 1 h. Arrosez avec le jus de 2 citrons 5 min avant de servir.

JOUR 7

DÉJEUNER

- 100 g d'aiguillettes de canard poêlées
- 150 g de flageolets
- 2 petits-suisses nature
- Salade d'agrumes

Salade d'agrumes (pour 4 personnes)

Épluchez à vif 2 oranges, 2 clémentines et 1 pomelo. Détaillez les agrumes en tranches, mélangez-les délicatement dans un plat et ajoutez 1 belle c. à s. de miel d'acacia. Décorez de menthe ciselée et entreposez au frais pendant 1 h.

REPAS FROMAGE ! **DÎNER**

- Salade de crudités variées : carottes râpées, radis émincés, concombre, mâche… + 1 portion de vinaigrette légère
- 70 g de fromage de votre choix
- 1 bol de fraises
- 50 g de pain complet

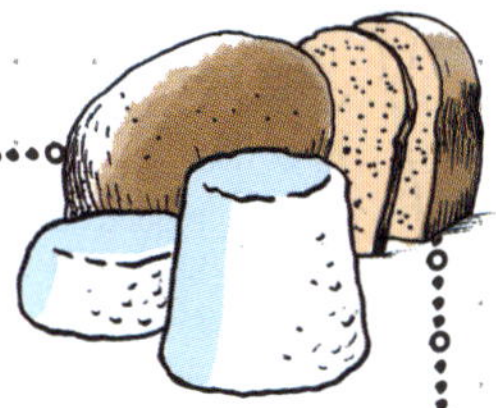

Quand l'envie de manger un (trop) gros morceau de fromage devient pesante, accordez-vous un repas-fromage : supprimez la viande et remplacez-la par une belle part de votre fromage préféré ! Comme le menu proposé ici.

3e semaine

JOUR 1

DÉJEUNER

- Salade de haricots verts, tomate, oignon blanc, 1 œuf dur, 50 g de thon + 2 portions de vinaigrette légère
- Semoule au lait + 1 compote sans sucre ajouté
- 30 g de pain

DÎNER

- Salade de pommes de terre (150 g) et gouda vieux (30 g) à l'échalote + 1 portion de vinaigrette légère
- 1 steak haché 5 % de MG cuit au gril
- Purée de céleri à la crème (surgelée)
- 1 poire

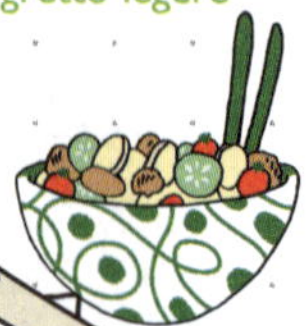

Semoule au lait (pour 4 personnes)

Faites chauffer dans une casserole 50 cl de lait demi-écrémé (ou de boisson végétale sans sucre ajouté) avec 2 c. à s. de sirop d'agave. Ajoutez à ébullition 50 g de semoule de blé fine. Mélangez sans arrêt pendant 4 à 5 min, puis versez dans des ramequins et laissez refroidir. Dégustez tiède ou froid, avec 1 compote.

Vérifiez bien la teneur en graisses (lipides) de la purée de céleri : elle doit apporter 5 g maximum de graisses par portion !

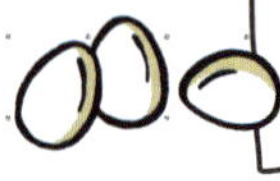

Les œufs durs ont un fort pouvoir rassasiant pour une valeur énergétique très convenable (environ 80 kcal l'unité). Pensez-y !

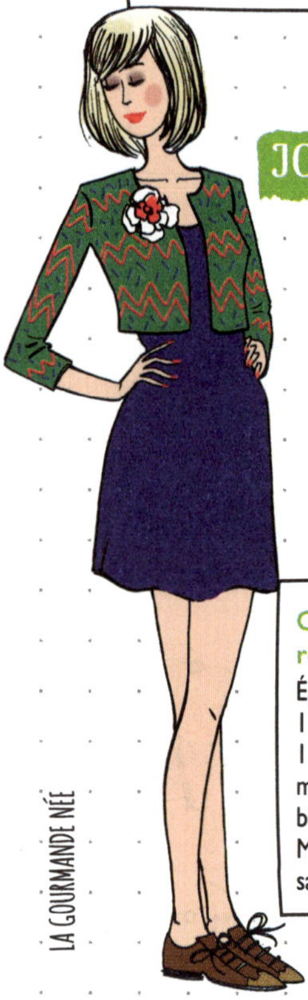

JOUR 2

DÉJEUNER

- Courgette et pomme râpées, sauce rémoulade légère
- 1 filet de colin au four sur lit d'oignon et de tomates
- 150 g de riz basmati semi-complet
- 1 fromage blanc + mélange de fruits rouges (fraises, framboises, myrtilles…)

DÎNER

- Salade mexicaine : tomate, poivron rouge ou jaune, 100 g de crevettes, ¼ d'avocat, maïs (3 c. à s.) + 1 c. à s. de vinaigrette légère
- 30 g de tomme de brebis
- ½ mangue
- 25 g de pain complet

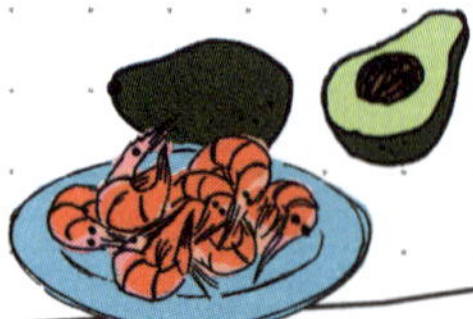

Courgette et pomme râpées, sauce rémoulade légère (pour 4 personnes)

Épluchez et râpez 1 courgette. Épluchez et râpez 1 pomme granny. Réalisez la sauce : mélangez 1 jaune d'œuf cuit et écrasé avec 1 c. à s. de moutarde, ajoutez le jus d'½ citron, 100 g de fromage blanc et 1 c. à s. d'huile d'olive. Salez et poivrez. Mélangez la courgette et la pomme, puis ajoutez la sauce et entreposez au réfrigérateur pendant 1 h.

Rappel : l'avocat contient déjà des graisses, ayez la main légère sur la vinaigrette ! Le maïs est un féculent (on fait bien de la farine de maïs !), réduisez donc votre portion de pain.

JOUR 3

DÉJEUNER

- Betteraves rouges crues râpées + 1 portion de vinaigrette légère
- 2 brochettes de dinde marinée aux épices
- 150 g de boulgour
- 1 yaourt au soja nature + 1 compote sans sucre ajouté

DÎNER

- Salade de quinoa (100 g), pois chiches (50 g), carottes mixées en semoule grossière, 2 œufs durs, salade verte, 30 g de gruyère + 2 c. à s. de vinaigrette légère
- 1 pomme

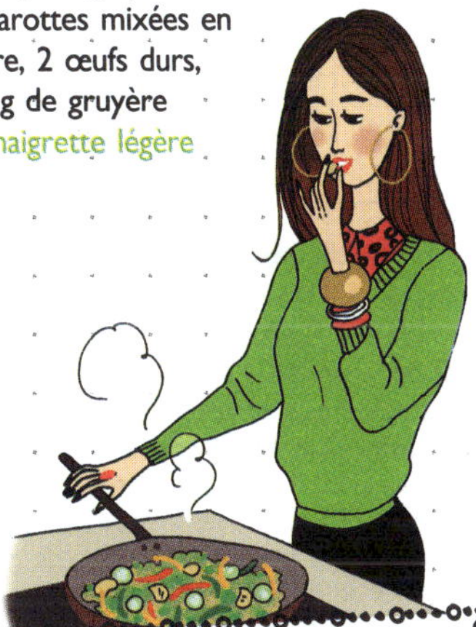

Brochettes de dinde marinée aux épices (pour 4 personnes)

Épluchez et hachez 1 gousse d'ail. Coupez en morceaux 400 g d'escalopes de dinde. Mélangez la dinde avec l'ail, puis ajoutez 2 c. à s. de sauce soja, le jus d'1 citron et 3 c. à s. d'huile. Saupoudrez avec des épices de votre choix (quatre-épices, par exemple). Filmez et laissez mariner au frais pendant 1 h minimum. Lavez et coupez en lamelles 8 petits champignons de Paris. Coupez également 8 pétales de tomates séchées en deux. Formez 8 brochettes en intercalant des morceaux de dinde avec des champignons et les tomates séchées. Faites cuire au gril jusqu'à ce que la dinde soit bien cuite, environ 10 min.

Cette salade est « complète » : elle contient des protéines, des féculents, des légumes et du fromage. Terminez donc par un fruit !

JOUR 4

DÉJEUNER

- Curry thaï au poulet
- 150 g de riz thaï semi-complet
- 1 fromage blanc au lait de chèvre
- ¼ d'ananas

Vous trouverez la pâte de curry au rayon cuisine du monde ou en magasin asiatique. Vous pouvez éventuellement la remplacer par du curry en poudre.

DÎNER

- Gaspacho concombre, avocat, menthe
- 100 g de rosbif + moutarde
- 150 g de patates douces au four
- 1 compote pomme-passion sans sucre ajouté

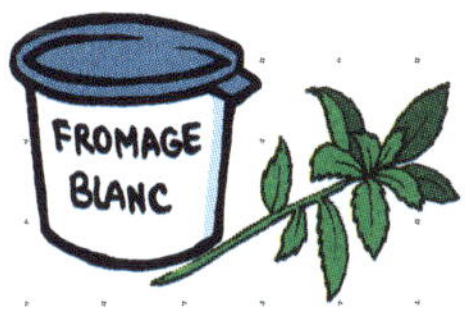

Curry thaï au poulet (pour 4 personnes)

Épluchez et émincez 1 oignon. Lavez et coupez en rondelles 2 belles courgettes et détaillez 1 poivron rouge en morceaux. Dans une sauteuse, faites revenir l'oignon avec 1 c. à s. d'huile, puis ajoutez les légumes ainsi que 400 g de blanc de poulet coupé en cubes. Dans un bol, mélangez 1 c. à c. bombée de pâte de curry rouge avec 20 cl de lait de coco. Ajoutez cette sauce dans la sauteuse, salez, mélangez et laissez mijoter pendant 20 à 25 min. Servez avec de la coriandre fraîche.

Gaspacho concombre, avocat, menthe (pour 4 personnes)

Épluchez et coupez en morceaux 1 concombre et 1 avocat. Mixez jusqu'à l'obtention d'un velouté. Salez, puis ajoutez 15 cl de lait, 1 filet de jus de citron et quelques feuilles de menthe ciselées. Mixez à nouveau et servez bien froid dans de jolis verres.

JOUR 5

Déjeuner

- Salade d'endives + 30 g de comté + 1 portion de vinaigrette légère
- 1 foie de veau poêlé
- 150 g de quinoa et poêlée de tomates cocktail au thym
- 1 bol de fraises

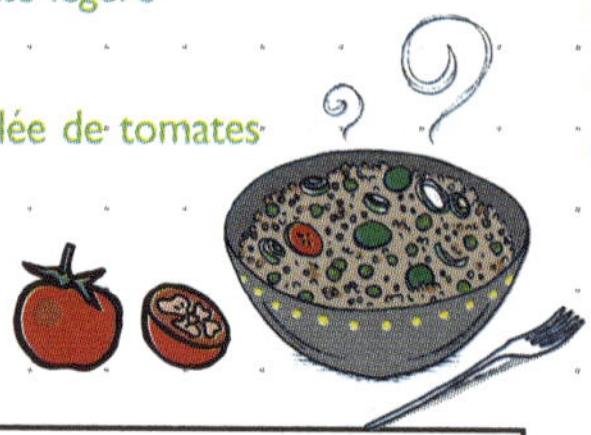

Dîner

- 125 g de sardines grillées
- Haricots verts sautés à l'ail
- Nicecream aux fraises
- 50 g de pain complet

Qui a dit que les glaces étaient incompatibles avec un programme minceur ? La preuve avec cette recette rapide, légère et riche en goût !

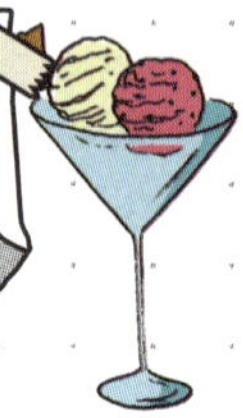

Poêlée de tomates cocktail au thym (pour 4 personnes)

Rincez 600 g de petites tomates cocktail en grappes sans les détacher. Faites chauffer 2 c. à s. d'huile d'olive dans une poêle, puis ajoutez les tomates. Salez et saupoudrez de thym. Couvrez bien et laissez cuire pendant 15 à 20 min à feu doux. Faites glisser les tomates cocktail dans un plat de service. Mettez 1 c. à s. de vinaigre balsamique dans la poêle, 1 c. à c. de miel et décollez les sucs de cuisson avec une cuillère en bois. Versez la sauce sur les tomates, salez et servez.

Nicecream aux fraises (pour 2 personnes)

Entreposez 100 g de banane en rondelles et 150 g de fraises lavées et émincées au congélateur pendant au moins 2 h. Mixez ensuite les fruits avec 1 c. à s. de lait (de vache ou végétal) et 1 c. à s. de sirop d'agave jusqu'à l'obtention d'un mélange bien homogène. Dégustez aussitôt.

JOUR 6

Déjeuner

- Chaud-froid de lentilles aux œufs mollets + 2 portions de vinaigrette légère
- 30 g de crottin de chèvre
- 1 compote sans sucre ajouté
- 25 g de pain complet

Le chaud-froid de lentilles compte comme ½ part de féculents.

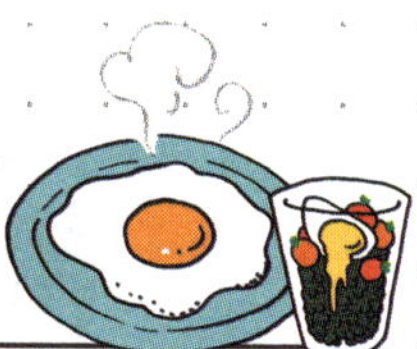

Dîner

- Salade aux gésiers émincés (mâche, tomate, champignons de Paris + 100 g de gésiers dégraissés) + 1 portion de vinaigrette légère
- 1 yaourt brassé nature + fraises
- 50 g de pain complet

Pour dégraisser vos gésiers, faites-les cuire à la poêle sans matière grasse, puis déposez-les sur du papier absorbant avant de les émincer.

Chaud-froid de lentilles aux œufs mollets (pour 4 personnes)

Faites cuire 8 œufs à l'eau bouillante pendant 5 min, puis écalez-les. Épluchez et coupez 1 avocat en lamelles. Lavez 2 belles poignées de mâche. Égouttez et rincez une grosse boîte de lentilles vertes au naturel (400 g égouttées). Faites chauffer légèrement au four à micro-ondes (pour les tiédir), puis mélangez avec la mâche et l'avocat. Ajoutez 4 tomates coupées en morceaux. Répartissez dans quatre assiettes, puis déposez les œufs mollets coupés en deux par-dessus.

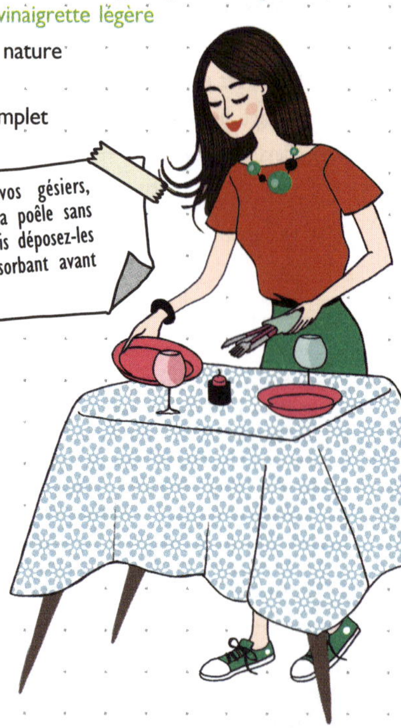

JOUR 7

DÉJEUNER

- Thé ou café
- 50 g de pain complet grillé + 1 tranche de jambon blanc et 1 noisette de beurre
- Salade de mâche + 1 portion de vinaigrette légère
- 2 pancakes tartinés avec 1 petit-suisse sucré au sirop d'agave
- 150 g de salade de fruits frais

DÎNER

- 50 g de carpaccio de bœuf + 15 g de copeaux de parmesan
- 1 tomate farcie au thon
- Salade verte + 1 portion de vinaigrette légère
- 1 compote sans sucre ajouté
- 50 g de pain complet

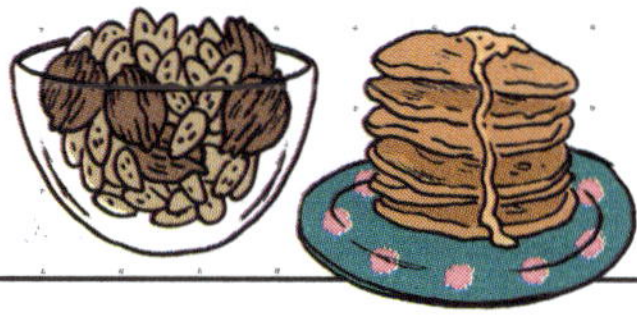

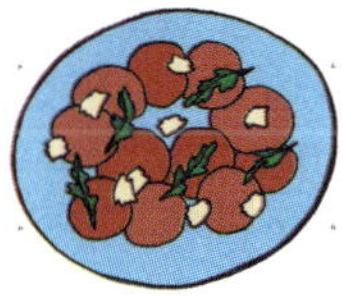

Pancakes (pour 12 pancakes)

Mélangez 150 g de farine complète avec 20 g de sucre complet, 1 pincée de sel et 1 c. à c. de levure chimique. Ajoutez 2 œufs, puis intégrez progressivement 2 yaourts nature. Mélangez bien et laissez reposer la pâte pendant 30 min au frais. Graissez légèrement une poêle antiadhésive avec un papier absorbant et versez un peu de pâte quand la poêle est bien chaude. Laissez prendre jusqu'à ce que de petites bulles se forment à la surface du pancake. Retournez et poursuivez la cuisson jusqu'à ce que le pancake soit doré. Renouvelez l'opération jusqu'à épuisement de la pâte.

Tomates farcies au thon (pour 4 personnes)

Lavez et enlevez le chapeau de 4 grosses tomates à farcir. Retirez délicatement la chair à l'aide d'une cuillère et réservez-la. Dans un bol, émiettez 1 boîte de thon au naturel. Ajoutez 2 échalotes hachées, 4 c. à s. de ciboulette ou de menthe ciselée et 100 g de fromage frais. Salez, poivrez. Mélangez bien, puis ajoutez un peu de chair de tomate jusqu'à l'obtention d'une consistance crémeuse mais pas trop liquide. Farcissez les tomates avec cette préparation et entreposez au frais jusqu'au repas.

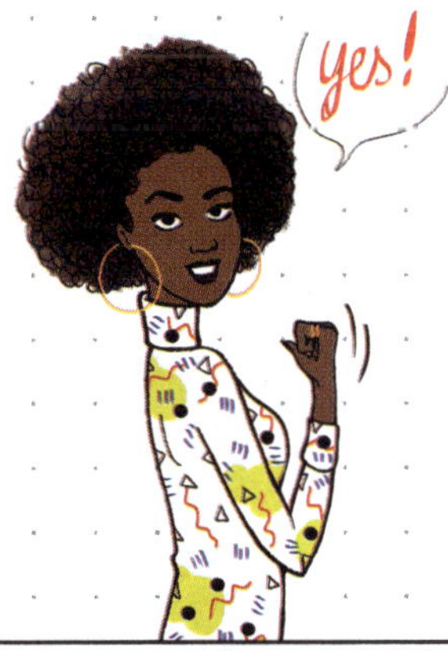

Si vous avez un petit creux dans l'après-midi, prenez une collation : un morceau de pain complet grillé + beurre + quelques amandes, par exemple.

Déjà 3 semaines de menus gourmands et légers ! Pensez à remplir votre carnet de bord (p. 83) ! Reprenez les menus à la 1re semaine si vous souhaitez continuer à vous affiner !

Je brûle des calories pour m'affiner

Pour booster votre perte de poids et affiner votre silhouette tout en la tonifiant, misez sur une activité physique régulière. Vous augmenterez ainsi les dépenses énergétiques quotidiennes et optimiserez votre programme minceur !
Le tout est de choisir une ou des activités qui vous plaisent : si vous optez pour une activité uniquement pour sa dépense énergétique élevée, vous risquez de tout abandonner au bout de quelques séances de supplices… Faites les bons choix !

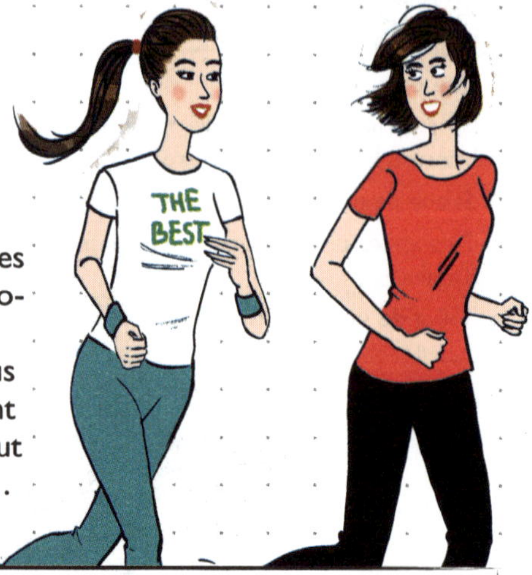

Activité physique	Dépense énergétique moyenne (en kcal/heure)…	… soit autant de calories que…
Marche rapide	200	1 verre de Tequila sunrise
Danse	200 à 300	4 biscuits sablés au chocolat
Gym/fitness	300 à 400	1 boule de mozzarella
Roller	300 à 400	1 « moyenne frites » de restauration rapide
Zumba	400	1 sandwich jambon-beurre
Vélo	400	1 part de galette à la frangipane
Running	400 à 500	1 croissant aux amandes
Natation	400 à 600	2 tartines de pain + 4 c. à c. de pâte à tartiner chocolatée
Ski de fond	500 à 600	1 tablette de chocolat (100 g)

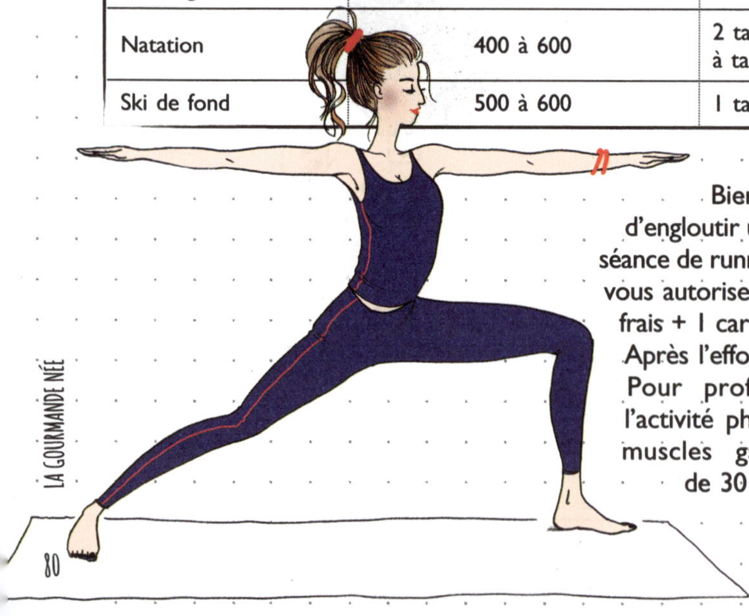

Bien évidemment, l'objectif n'est pas d'engloutir un croissant aux amandes après une séance de running, mais vous pouvez quand même vous autoriser une collation gourmande : 1 fruit frais + 1 carré de chocolat noir, par exemple… Après l'effort, le réconfort !
Pour profiter de tous les bienfaits de l'activité physique (perte de poids accélérée, muscles gainés…), intégrez une séance de 30 à 60 minutes 3 fois par semaine !

Faire du ménage (de façon énergique) permet de dépenser 200 kcal à l'heure… Où est donc passé l'aspirateur ?

Mes activités favorites :

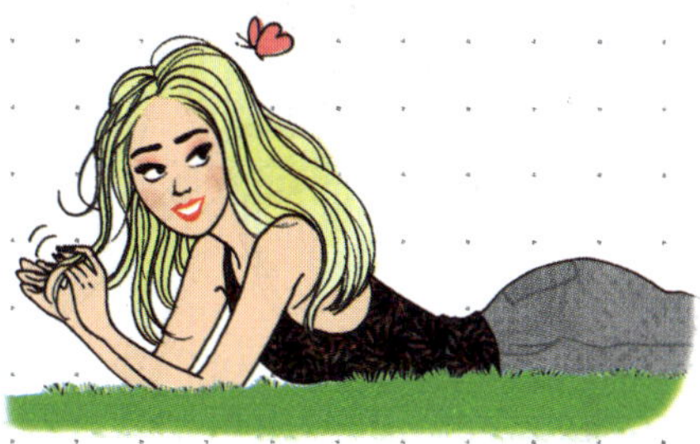

Mes créneaux horaires pour mes séances d'activité physique (notez les jours et les horaires) :

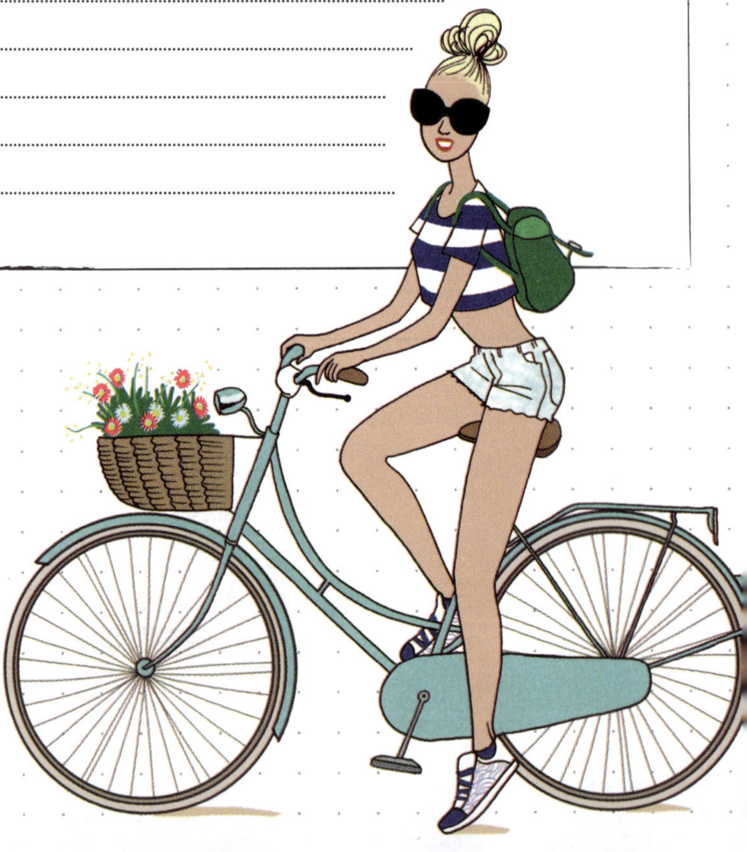

Chapitre 5

Mes progrès et mon bilan minceur

Pour se motiver et rester sur les rails de votre programme minceur, rien de tel qu'un carnet de bord pour noter et visualiser tous vos progrès.

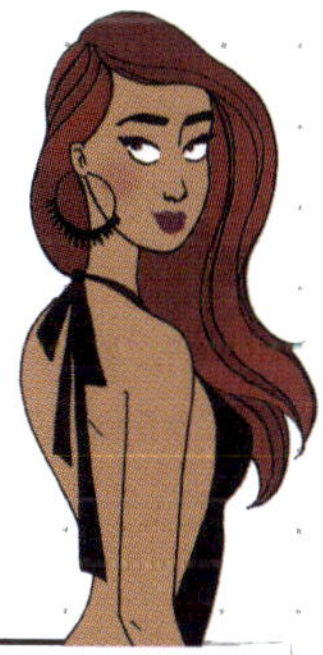

Mon carnet de bord

Notez chaque semaine votre nouveau poids dans le tableau ci-dessous, ainsi que la variation de poids, vos mensurations, vos ressentis forme, vos difficultés…

Date	Mon poids	Variation de poids	Mes mensurations	Mes remarques
………	………………	………………………	Taille : …………………… Fesses : …………………… Cuisses : …………………	…………………… …………………… ……………………
………	………………	………………………	Taille : …………………… Fesses : …………………… Cuisses : …………………	…………………… …………………… ……………………
………	………………	………………………	Taille : …………………… Fesses : …………………… Cuisses : …………………	…………………… …………………… ……………………
………	………………	………………………	Taille : …………………… Fesses : …………………… Cuisses : …………………	…………………… …………………… ……………………
………	………………	………………………	Taille : …………………… Fesses : …………………… Cuisses : …………………	…………………… …………………… ……………………
………	………………	………………………	Taille : …………………… Fesses : …………………… Cuisses : …………………	…………………… …………………… ……………………
………	………………	………………………	Taille : …………………… Fesses : …………………… Cuisses : …………………	…………………… …………………… ……………………

Date	Mon poids	Variation de poids	Mes mensurations	Mes remarques
....	....	....	Taille : .... Fesses : .... Cuisses :	....
....	....	....	Taille : .... Fesses : .... Cuisses :	....
....	....	....	Taille : .... Fesses : .... Cuisses :	....
....	....	....	Taille : .... Fesses : .... Cuisses :	....
....	....	....	Taille : .... Fesses : .... Cuisses :	....

Afin de booster votre motivation, réalisez un joli graphique avec votre courbe de poids :

Pour prendre vos mensurations, munissez-vous d'un simple ruban de couturière !

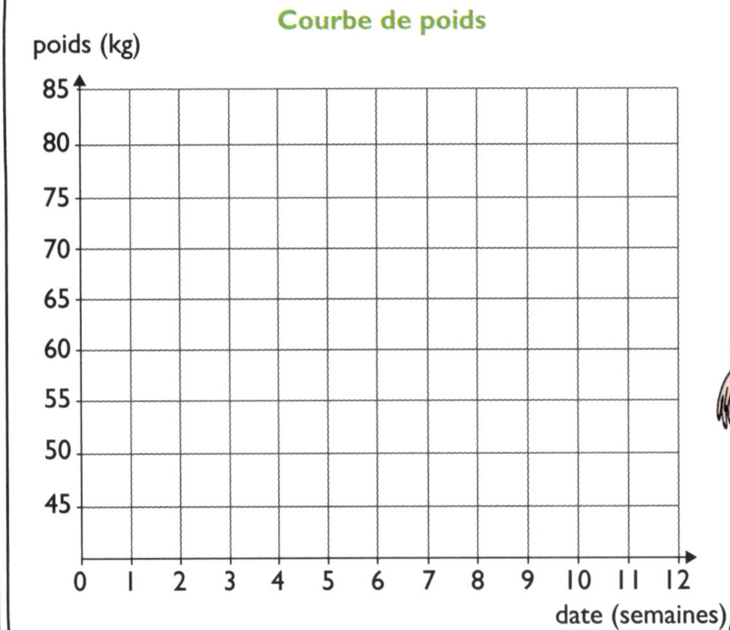

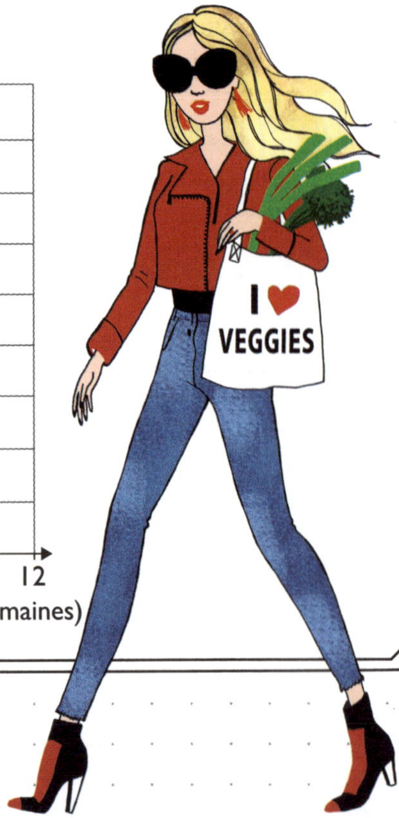

La perte de poids est généralement plus rapide en début de programme et n'est jamais linéaire... Soyez patiente et tenace !

Je stabilise mon poids

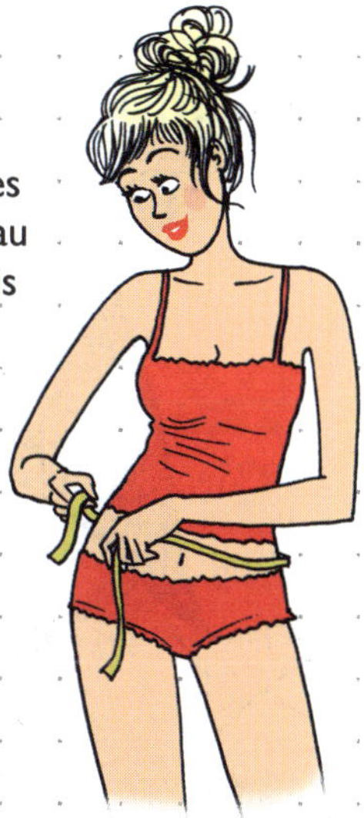

La stabilisation est une période parfois délicate : après plusieurs semaines (ou mois…) d'efforts, vous aurez certainement envie de manger à nouveau des biscuits, du fromage ou tout autre aliment sur lequel vous avez mis un sérieux coup de frein… et c'est tout à fait légitime !
Le risque est de revenir insidieusement à vos anciennes habitudes alimentaires et de reprendre du poids lentement mais sûrement ! Cette période ne doit pas être envisagée comme une sorte de transition, mais bien comme une nouvelle hygiène de vie, plus saine, à adopter durablement.

Les règles d'or

L'équilibre avant tout
Continuez de bien respecter les règles de l'équilibre alimentaire au quotidien. Rappelez-vous : l'équilibre alimentaire, c'est valable pour tout le monde, et pour toute la vie !

Du bon sens, encore du bon sens… rien que du bon sens !
Identifiez bien vos sensations de faim et de satiété et respectez-les ! Vous n'avez plus faim pour le dessert ? Vous le mangerez plus tard ! Vous avez un petit creux dans l'après-midi ? **Autorisez-vous une collation** pour tenir jusqu'au dîner !

Se faire plaisir… sans abuser !
Dans un premier temps, augmentez la fréquence des repas joker : vous ne devez pas vous sentir frustrée à cause de votre alimentation : **les petits plaisirs jouent le rôle d'une véritable soupape de sécurité**, laquelle permet à la Cocotte-Minute de ne pas exploser ! Soyez simplement raisonnable sur les quantités (mangez « à satiété ») et sur la fréquence : 2 fois par semaine maximum.

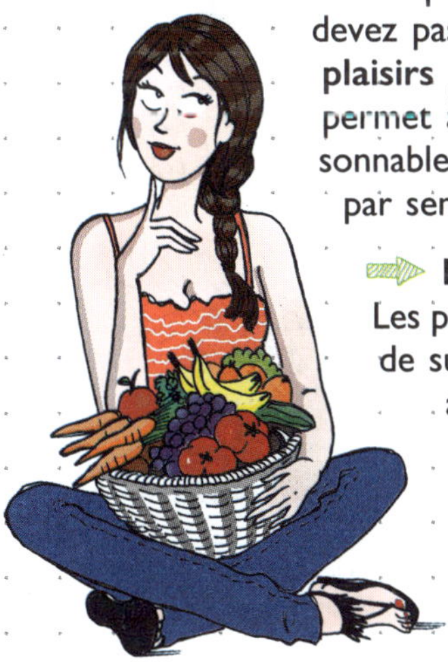

Privilégier le « fait maison »
Les produits transformés de l'industrie agroalimentaire regorgent parfois de sucres et de graisses de qualité médiocre, sans oublier les additifs aux effets douteux sur la santé ! **Rien ne vaut le « fait maison » !**

Bouger pour une silhouette au top !
Une activité physique régulière est in-dis-pen-sa-ble si vous ne voulez pas vous retrouver avec une silhouette toute ramollie ! **Bouger davantage** permet aussi d'augmenter votre dépense énergétique et de vous faire plaisir plus souvent avec vos aliments préférés. À bonne entendeuse !

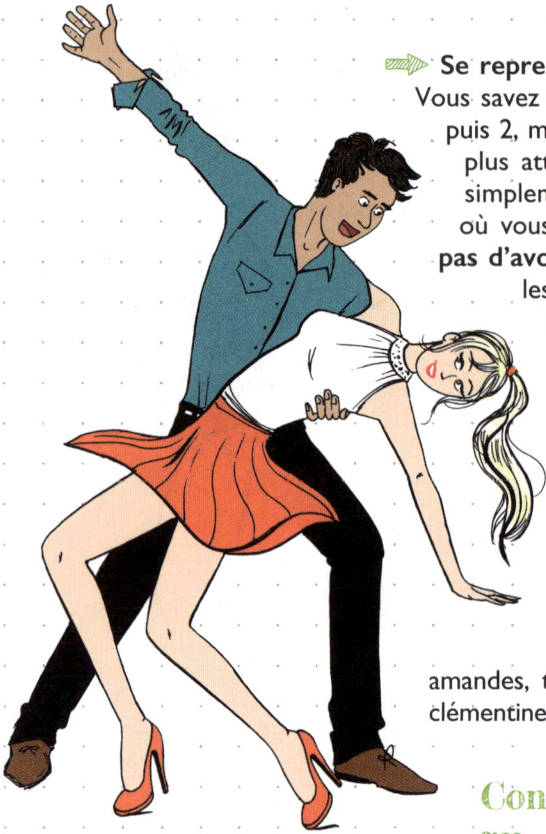

Se reprendre en mains dès qu'il le faut

Vous savez bien comment ça se passe : vous reprenez 1 kg, puis 2, mais vous pensez que ce n'est rien, que vous ferez plus attention plus tard, ou vous refusez purement et simplement de monter sur la balance… jusqu'au jour où vous avez repris 5 kg, voire bien plus ! **N'attendez pas d'avoir repris trop de poids pour réagir** : reprenez les rênes de votre alimentation dès que votre jean fétiche devient trop serré !

Conseils « spécial grignoteuse »

Vous avez appris à mieux canaliser vos envies de grignoter, ce serait dommage de revenir en arrière : continuez à bien structurer vos repas et conservez votre goûter si celui-ci vous aide à tenir jusqu'au dîner.

Ayez toujours en stock quelques snacks sains dans vos placards et votre réfrigérateur : amandes, tomates cerise, petits fruits frais (fraises, prunes, clémentines…).

Conseils « spécial fille débordée »

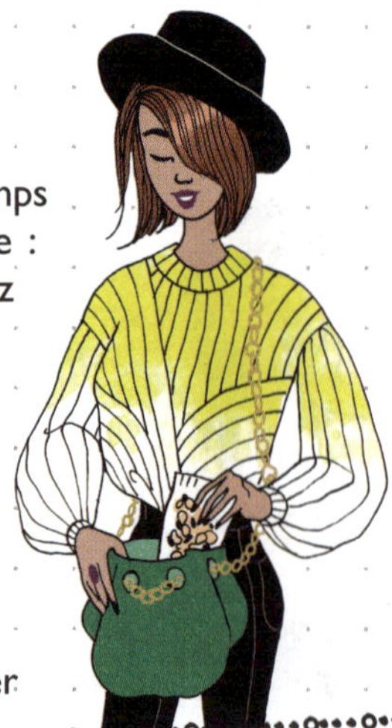

Le plus difficile est derrière vous : insérer dans votre emploi du temps (sur)chargé des repas équilibrés. Continuez donc sur votre lancée : **réfléchissez à vos menus à l'avance** grâce au meal prep, conservez quelques créneaux dans votre semaine pour cuisiner et aidez-vous des plats minceur tout prêts du commerce (salades du traiteur pauvres en graisses, purées de légumes…). Tout est question d'organisation !

Conseils « spécial gourmande »

Vous avez vaincu la gourmandise et pouvez maintenant apprécier les bonnes choses sans déraper : c'est parfait ! **Accordez-vous de temps en temps une bonne raclette** (une vraie !) ou une belle part de gâteau, mais rétablissez l'équilibre en mangeant léger au repas suivant : souvenez-vous que l'équilibre se construit sur un repas mais aussi sur plusieurs jours consécutifs !

Vous reprenez du poids ?

Posez-vous les bonnes questions : vous êtes-vous trop éloignée de l'équilibre alimentaire ? Bougez-vous suffisamment ? Faites-vous trop d'écarts ? Et réagissez immédiatement : reprenez pendant quelques semaines les menus qui vous correspondent afin de vous remettre sur les rails et retrouver votre jolie silhouette.

Conclusion

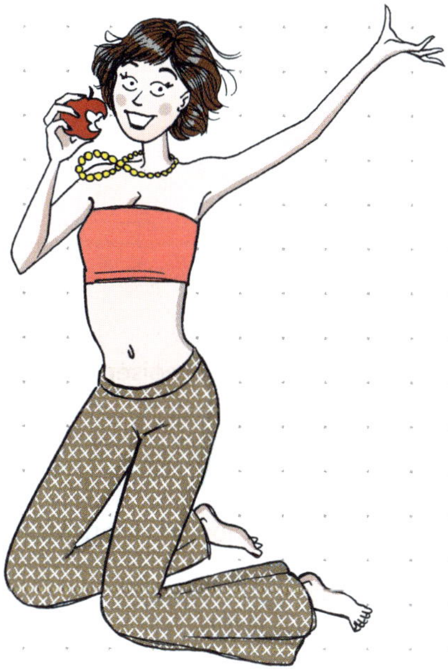

Il n'existe pas de pilule miracle pour gommer la cellulite ni brûler les graisses comme par magie. Pour retrouver et conserver une jolie silhouette, une bonne hygiène de vie est indispensable, alliant alimentation saine et exercices physiques réguliers. C'est la clé du succès à moyen et à long terme !

Ne soyez pas en permanence dans la frustration avec les régimes restrictifs qui fleurissent chaque printemps, adoptez plutôt un bon équilibre alimentaire qui vous permet des fantaisies, des petits écarts que vous pouvez compenser au repas suivant… Ce programme est ajustable selon vos tendances à la gourmandise ou au grignotage et tient compte de vos contraintes familiales et professionnelles. Voilà pourquoi cette méthode fonctionne !

Soyez indulgente envers vous-même (vous avez le droit de craquer, c'est humain !), bienveillante (chouchoutez-vous, vous le valez bien !), et surtout patiente (rappelez-vous que la perte de poids est différente d'une personne à l'autre et que ce n'est pas parce que votre copine a perdu 3 kilos les 2 premières semaines que cela va se passer exactement de la même façon pour vous !).

Vous êtes sur le point de refermer ce cahier… Il est temps de passer à l'action et de vous débarrasser une fois pour toutes de vos kilos en trop ! Engagez-vous solennellement envers vous-même en répétant à voix haute la phrase qui suit :

« Aujourd'hui, ……………………… (date précise), je m'engage à prendre soin de ma silhouette et à manger sainement pour mon bien-être et ma santé. »

Le chemin de la minceur est parfois caillouteux, long, et vous y trouverez certainement des impasses ou vous tomberez dans des embuscades… mais vous vous relèverez et vous y arriverez ! Soyez-en certaine…

Bonne route !

Index des recettes

Petit déjeuner

Soupes chaudes et froides

Entrées et salades complètes

Plats et accompagnements

Sauces

Desserts et gourmandises

Mes notes :

Mes notes :

Bibliographie

Si vous souhaitez tonifier votre silhouette et suivre un programme sportif complet en parallèle de votre rééquilibrage alimentaire, voici une sélection de livres…
Mon cahier Body minceur, Marie-Laure André, Solar.
Mon cahier Fitness, Justine Andanson, Solar.
Le HIIT au féminin, Sean Bartram, Marabout.
Mon cahier Pilates, Soasick Delanoë, Solar.

Pour aller plus loin avec l'alimentation à index glycémique bas et mieux gérer vos envies de sucre et les fringales…
Mon cahier Stop au sucre, Marie-Laure André, Solar.
Mon cahier Brûle-graisse, Marie-Laure André, Solar.

Remerciements
Je remercie chaleureusement Juliette Collonge pour son aide précieuse et ses conseils avisés lors de la conception de ce nouveau cahier. Merci également à Suyapa Hammje et à toute l'équipe des éditions Solar pour leur confiance.

Carnet d'adresses

Pour trouver des produits bio de qualité, notamment du pain complet au levain et des sucres naturels (sucre de coco, miel d'acacia, sucre complet…), dirigez-vous vers les magasins bio. Vous en avez certainement un près de chez vous : La vie claire, Biocoop, Bio&Co, Naturalia…
Vous pouvez aussi commander sur Internet et vous faire livrer chez vous ou en point relais.
Quelques sites sélectionnés spécialement pour vous :
http://www.bienmanger.com
http://www.greenweez.com

Les blogs spécialisés en cuisine saine
http://www.saines-gourmandises.fr
http://www.megalowfood.com
http://www.abcvosig.blogspot.com

Retrouvez l'auteur, Marie-Laure André, diététicienne, sur son site et son blog personnels
www.IGBAS.com : site de coaching minceur avec les IG bas
www.passionnutrition.com (blog de recettes saines et gourmandes à IG bas) !

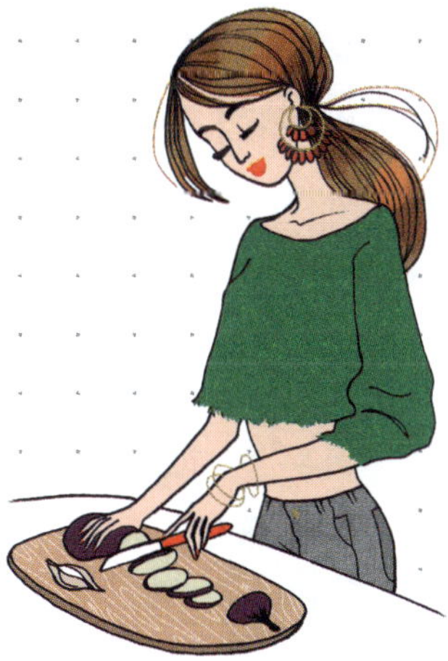

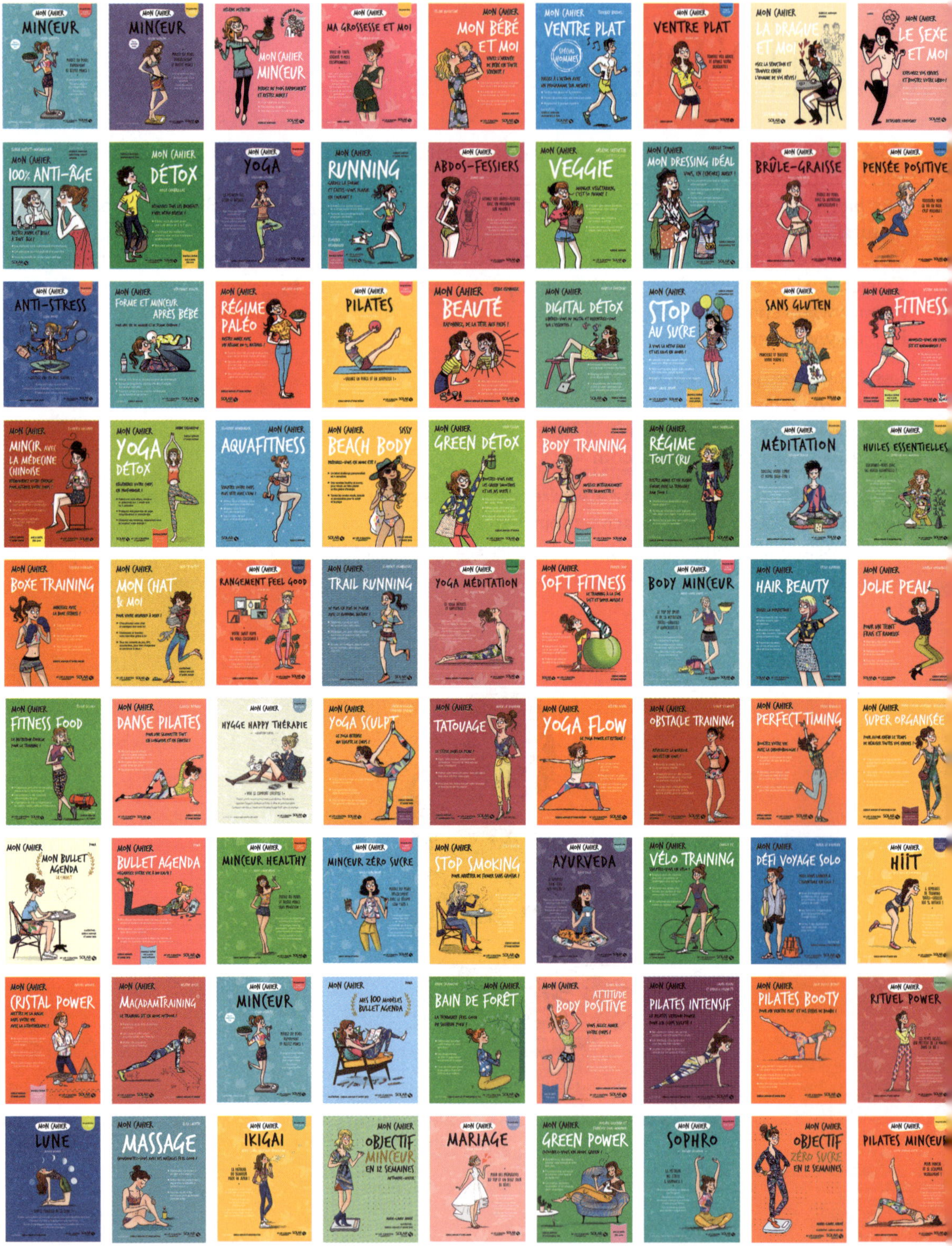
MON CAHIER MINCEUR
MON CAHIER MINCEUR
MON CAHIER MINCEUR
MON CAHIER MA GROSSESSE ET MOI
MON CAHIER MON BÉBÉ ET MOI
MON CAHIER VENTRE PLAT SPÉCIAL HOMMES
MON CAHIER VENTRE PLAT
MON CAHIER LA DRAGUE ET MOI
MON CAHIER LE SEXE ET MOI
MON CAHIER 100% ANTI-ÂGE
MON CAHIER DÉTOX
MON CAHIER YOGA
MON CAHIER RUNNING
MON CAHIER ABDOS-FESSIERS
MON CAHIER VEGGIE
MON CAHIER MON DRESSING IDÉAL
MON CAHIER BRÛLE-GRAISSE
MON CAHIER PENSÉE POSITIVE
MON CAHIER ANTI-STRESS
MON CAHIER FORME ET MINCEUR APRÈS BÉBÉ
MON CAHIER RÉGIME PALÉO
MON CAHIER PILATES
MON CAHIER BEAUTÉ
MON CAHIER DIGITAL DÉTOX
MON CAHIER STOP AU SUCRE
MON CAHIER SANS GLUTEN
MON CAHIER FITNESS
MON CAHIER MINCIR AVEC LA MÉDECINE CHINOISE
MON CAHIER YOGA DÉTOX
MON CAHIER AQUAFITNESS
MON CAHIER BEACH BODY
MON CAHIER GREEN DÉTOX
MON CAHIER BODY TRAINING
MON CAHIER RÉGIME TOUT CRU
MON CAHIER MÉDITATION
MON CAHIER HUILES ESSENTIELLES
MON CAHIER BOXE TRAINING
MON CAHIER MON CHAT & MOI
MON CAHIER RANGEMENT FEEL GOOD
MON CAHIER TRAIL RUNNING
MON CAHIER YOGA MÉDITATION
MON CAHIER SOFT FITNESS
MON CAHIER BODY MINCEUR
MON CAHIER HAIR BEAUTY
MON CAHIER JOLIE PEAU
MON CAHIER FITNESS FOOD
MON CAHIER DANSE PILATES
MON CAHIER HYGGE HAPPY THÉRAPIE
MON CAHIER YOGA SCULPT
MON CAHIER TATOUAGE
MON CAHIER YOGA FLOW
MON CAHIER OBSTACLE TRAINING
MON CAHIER PERFECT TIMING
MON CAHIER SUPER ORGANISÉE
MON CAHIER MON BULLET AGENDA
MON CAHIER BULLET AGENDA
MON CAHIER MINCEUR HEALTHY
MON CAHIER MINCEUR ZÉRO SUCRE
MON CAHIER STOP SMOKING
MON CAHIER AYURVEDA
MON CAHIER VÉLO TRAINING
MON CAHIER DÉFI VOYAGE SOLO
MON CAHIER HIIT
MON CAHIER CRISTAL POWER
MON CAHIER MACADAMTRAINING
MON CAHIER MINCEUR
MON CAHIER MES 100 MODÈLES BULLET AGENDA
MON CAHIER BAIN DE FORÊT
MON CAHIER ATTITUDE BODY POSITIVE
MON CAHIER PILATES INTENSIF
MON CAHIER PILATES BOOTY
MON CAHIER RITUEL POWER
MON CAHIER LUNE
MON CAHIER MASSAGE
MON CAHIER IKIGAI
MON CAHIER OBJECTIF MINCEUR EN 12 SEMAINES
MON CAHIER MARIAGE
MON CAHIER GREEN POWER
MON CAHIER SOPHRO
MON CAHIER OBJECTIF ZÉRO SUCRE EN 12 SEMAINES
MON CAHIER PILATES MINCEU

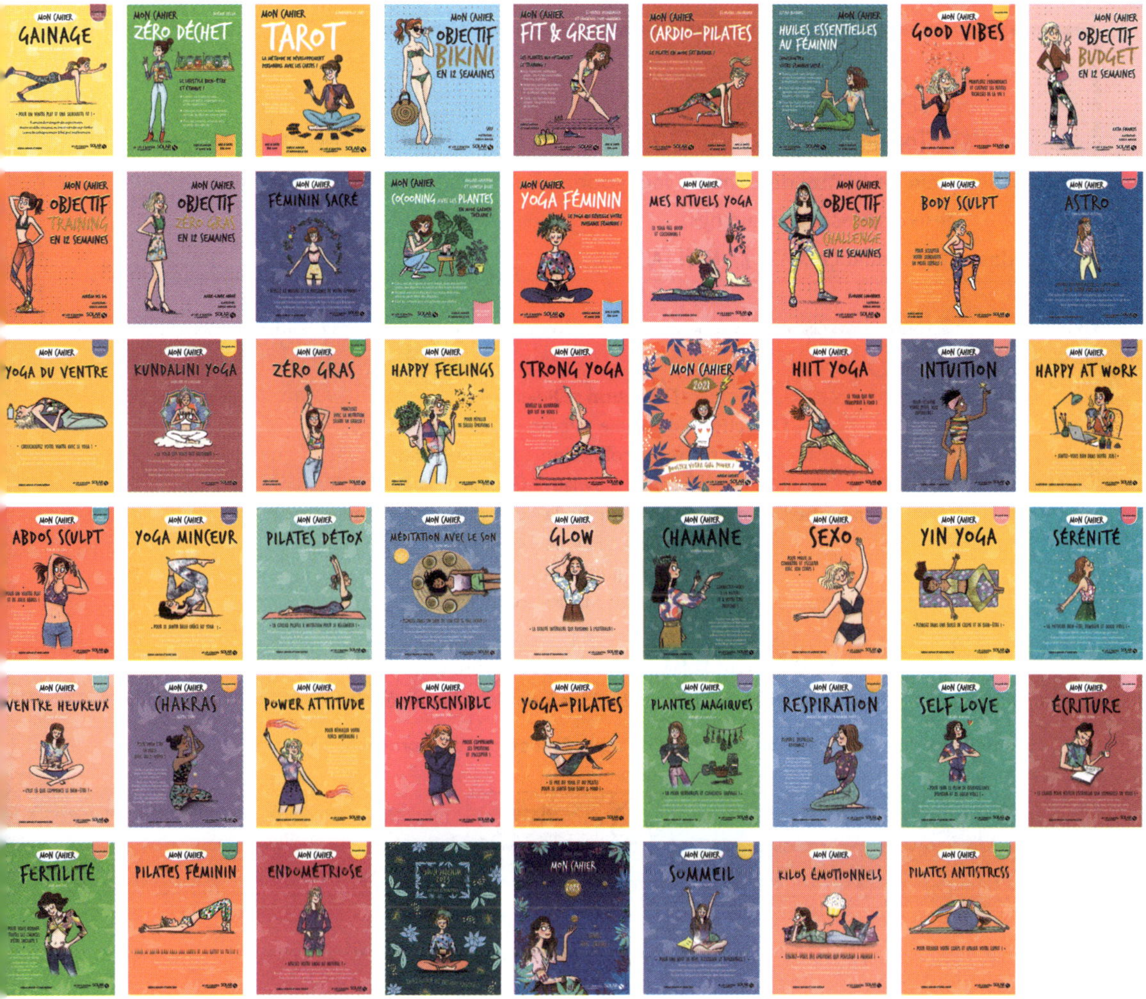
MON CAHIER GAINAGE
MON CAHIER ZÉRO DÉCHET
MON CAHIER TAROT
MON CAHIER OBJECTIF BIKINI EN 12 SEMAINES
MON CAHIER FIT & GREEN
MON CAHIER CARDIO-PILATES
MON CAHIER HUILES ESSENTIELLES AU FÉMININ
MON CAHIER GOOD VIBES
MON CAHIER OBJECTIF BUDGET EN 12 SEMAINES
MON CAHIER OBJECTIF TRAINING EN 12 SEMAINES
MON CAHIER OBJECTIF ZÉRO GRAS EN 12 SEMAINES
MON CAHIER FÉMININ SACRÉ
MON CAHIER COCOONING AVEC LES PLANTES
MON CAHIER YOGA FÉMININ
MON CAHIER MES RITUELS YOGA
MON CAHIER OBJECTIF BODY CHALLENGE EN 12 SEMAINES
MON CAHIER BODY SCULPT
MON CAHIER ASTRO
MON CAHIER YOGA DU VENTRE
MON CAHIER KUNDALINI YOGA
MON CAHIER ZÉRO GRAS
MON CAHIER HAPPY FEELINGS
MON CAHIER STRONG YOGA
MON CAHIER 2021
MON CAHIER HIIT YOGA
MON CAHIER INTUITION
MON CAHIER HAPPY AT WORK
MON CAHIER ABDOS SCULPT
MON CAHIER YOGA MINCEUR
MON CAHIER PILATES DÉTOX
MON CAHIER MÉDITATION AVEC LE SON
MON CAHIER GLOW
MON CAHIER CHAMANE
MON CAHIER SEXO
MON CAHIER YIN YOGA
MON CAHIER SÉRÉNITÉ
MON CAHIER VENTRE HEUREUX
MON CAHIER CHAKRAS
MON CAHIER POWER ATTITUDE
MON CAHIER HYPERSENSIBLE
MON CAHIER YOGA-PILATES
MON CAHIER PLANTES MAGIQUES
MON CAHIER RESPIRATION
MON CAHIER SELF LOVE
MON CAHIER ÉCRITURE
MON CAHIER FERTILITÉ
MON CAHIER PILATES FÉMININ
MON CAHIER ENDOMÉTRIOSE
MON CAHIER
MON CAHIER SOMMEIL
MON CAHIER KILOS ÉMOTIONNELS
MON CAHIER PILATES ANTISTRESS

LES BEAUTIFUL GIRLS,
C'EST TOUTE UNE COMMUNAUTÉ !
Retrouvez plein de bonus, de conseils feel good,
des recettes, des trainings,
et des actus tendance **MADE BY MON CAHIER !**

Un lieu rien que pour vous :
http://mylifeisbeautiful.fr/

Une communauté de filles stylées :
VOUS DÉCHIREZ
mylifeisbeautiful.fr mylifeisbeautiful.fr

Direction : Didier Férat
Direction éditoriale : Marion Guillemet-Bigeard
Directrice de collection : Juliette Collonge
Édition : Gwladys Greusard
Conception et mise en couleur de la couverture : Stéphanie Brepson
Rabats : Sophie Delannoy
Mise en page : Nord Compo
Fabrication : Laurence Duboscq

ISBN : 978-2-263-18285-3
Code éditeur : L18285
Dépôt légal : janvier 2023

Imprimé en France par Clerc
94, rue de la Brasserie, 18200 Saint-Amand-Montrond

Couverture imprimée par Matthys
Muizenvenstraat 5, 2300 Turnhout, Belgique

SolarEditions
solar_editions

mylifeisbeautiful.fr
mylifeisbeautiful.fr

http://www.mylifeisbeautiful.fr/

Solar, un département d'Édi8
92, avenue de France, 75013 Paris